UNE SAISON

A

CONTREXÉVILLE

(VOSGES)

PAR

LE DOCTEUR AUGUSTE MILLET

(DE TOURS)

Professeur suppléant à l'École de médecine,
Médecin de la Colonie agricole et pénitentiaire de Mettray,
Président de la Société médicale d'Indre-et-Loire,
Lauréat de l'Académie impériale de médecine, etc., etc.

PARIS

F. SAVY, LIBRAIRE-ÉDITEUR

RUE HAUTEFEUILLE, 24

1863

UNE SAISON

A

CONTREXÉVILLE

(VOSGES)

Principales publications du Docteur Auguste MILLET.

Traité de la diphthérie du larynx. Croup. Ouvrage couronné par la Société des sciences médicales et naturelles de Bruxelles. Paris, 1863, un fort vol. gr. in-8, chez F. Savy, libraire, 24, rue Hautefeuille. 6 fr.

De la diphthérie du pharynx. Un vol. in-8, chez F. Savy, 24, rue Hautefeuille. 2 fr. 25.

L'ami du cultivateur, ou préceptes d'hygiène basés sur la morale, à l'usage des habitants de la campagne. Paris, 1861, un vol. in-12, chez Victor Sarlit, éditeur, rue Saint-Sulpice. 2 fr.

Paris. — Imprimerie de E. MARTINET, rue Mignon, 2.

UNE SAISON

A

CONTREXÉVILLE

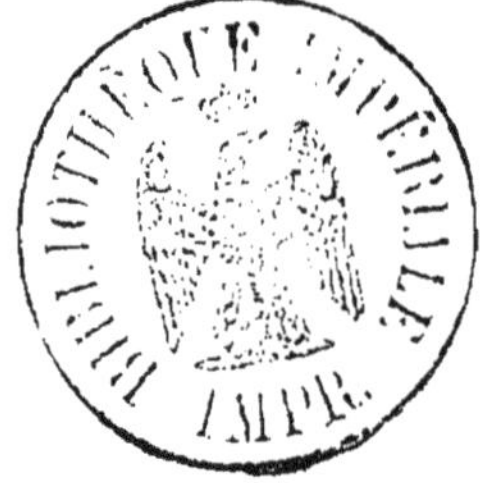

(VOSGES)

PAR

LE DOCTEUR AUGUSTE MILLET

(DE TOURS)

Professeur suppléant à l'École de médecine,
Médecin de la Colonie agricole et pénitentiaire de Mettray,
Président de la Société médicale d'Indre-et-Loire,
Lauréat de l'Académie impériale de médecine, etc., etc.

PARIS

F. SAVY, LIBRAIRE-ÉDITEUR

RUE HAUTEFEUILLE, 24

1863

AVANT-PROPOS

Atteint de la gravelle depuis plusieurs années, et ayant eu, au mois de juillet dernier, une colique néphrétique des plus violentes, je me suis décidé à quitter mes occupations professionnelles pour aller demander aux eaux de Contrexéville, sinon une guérison, du moins un soulagement très marqué. J'ai obtenu, jusqu'à ce jour, tout ce que je pouvais souhaiter.

Pendant mon séjour dans les Vosges, j'ai fait quelques études, quelques remarques, quelques recherches : j'ai ainsi utilisé, tout en prenant soin de ma santé, des loisirs inattendus et peu désirés. Je n'avais pas eu tout d'abord l'intention de rédiger mes notes cette année et d'écrire mes impressions de voyage, comptant les soumettre à un nouveau contrôle pendant la seconde saison que j'irai faire cet été à Contrexéville; mais des amis, — qui ont peut-être trop présumé de moi-même, — m'ont persuadé que je pourrais faire entendre quelques conseils utiles aux personnes atteintes de la même maladie que moi, et voici que j'ai livré mon manuscrit.

Étranger au pays, mais hôte reconnaissant, j'ai raconté ce que j'ai vu, ce que j'ai observé, ce que j'ai appris. N'ayant point d'autre parti pris que celui de dire la vérité, je n'ai mis dans mes appréciations ni enthousiasme ni passion.

Si cet opuscule, malgré ses imperfections et ses lacunes, peut servir de guide aux malades, je le leur dédie bien volontiers, et leur souhaite de faire, à Contrexéville, une cure aussi profitable que la mienne.

Tours, 26 mai 1863.

UNE SAISON

A

CONTREXÉVILLE

(VOSGES)

CHAPITRE PREMIER.

COUP D'ŒIL GÉNÉRAL ET HISTORIQUE SUR CONTREXÉVILLE ET SES EAUX MINÉRALES.

Contrexéville, village du département des Vosges (1), compte environ sept cents habitants. Il est situé dans un vallon en forme d'entonnoir qui s'ouvre du sud au nord ; ce qui fait que, lorsqu'on arrive dans cette station d'eau minérale par Bourbonne-les-Bains, Lamarche, Dombrot, etc., on n'aperçoit pas même le clocher peu d'instants avant de mettre le pied sur cette commune.

Il y avait autrefois, à ce qu'il paraît, beaucoup à faire pour rendre ce séjour non pas agréable, mais tolérable pour les étrangers; mais depuis quelques années, grâce au zèle actif et intelligent de M. le docteur Legrand du Saulle, qui, bien que résidant pendant huit mois de l'année à Paris, cumule les fonctions de maire et de médecin consultant à Contrexéville, de notables améliorations ont vu le jour. Des quais et des trottoirs ont été établis; des canaux et des ruisseaux pour l'écoulement

(1) On s'y rend de Paris par la ligne de l'Est, station de Commercy, mais de préférence par la ligne de Mulhouse, station de la Ferté-Bourbonne. — Les voyageurs venant de Lyon et du midi de la France passent par Dijon, Gray et Chalindrey, et descendent à la Ferté-Bourbonne. — Les étrangers venant de l'Allemagne, de l'Alsace ou de la Lorraine, prennent à Nancy l'embranchement d'Epinal et trouvent à la station de Charmes des voitures qui les amènent jusqu'à Contrexéville. Du reste, un service de correspondance est établi à chacune des stations que nous venons de citer.

des eaux pluviales ont été construits; des fontaines publiques avec lavoirs et abreuvoirs se sont élevées; des plantations ont été faites, etc., etc.

Il y a certainement encore bien des choses en souffrance, bien des travaux à entreprendre, bien des améliorations à réaliser; mais il ne faut pas perdre de vue que nous nous trouvons dans un petit village du département des Vosges, au milieu d'une population passablement arriérée; et il faut tenir compte à notre honorable confrère des efforts qu'il a faits et des résultats qu'il a déjà obtenus. Le passé doit répondre de l'avenir.

L'agriculture est à peu près la seule ressource des habitants de Contrexéville. Les eaux minérales, qui sont aujourd'hui assez fréquentées, y ont fait naître peu de mouvement commercial, peu d'industrie. Il y a cependant une fabrique de peignes montée et exploitée par M. Blaisot. On trouve aussi dans cette commune des broderies de Nancy, des broderies du département des Vosges qui ne sont pas moins belles, de la coutellerie de Nogent, etc.; mais ce ne sont pas des industries communes ou particulières à Contrexéville.

Le village de Contrexéville est traversé par un petit cours d'eau qui est connu sous le nom de *Vair*. Cette rivière, insignifiante en été, puisque son lit est à peu près sec, déborde habituellement au moment de la fonte des neiges et cause des ravages assez considérables. Elle prend sa source à 125 mètres en amont des sources minérales. L'air de ce pays est assez vif, ce qui est dû à l'élévation du plateau au pied duquel il est bâti.

Autrefois Contrexéville possédait une source dont la réputation ne s'étendait pas au delà des limites du territoire. Il est à présumer que les choses eussent peu changé, si, en 1759, une jeune fille, âgée de dix ans, atteinte de la pierre, n'eût obtenu, par l'usage de ces eaux minérales, une guérison qui fit grand bruit dans toute la Lorraine et attira l'attention sur Contrexéville. Le docteur Bagard, premier médecin du roi Stanislas, président et doyen du collége de médecine de Nancy, lut le 10 janvier 1760, à la Société des sciences et arts de Nancy, un mémoire sur les propriétés médicales des eaux de Contrexéville, dans lequel est intercalée cette curieuse observation que je transcris textuellement :

« Mademoiselle Desmarets, étant âgée de dix ans, était tourmentée de la pierre. On la conduisit à Lunéville pour souffrir l'opération de la taille. Cette enfant maigrissait tous les jours, et l'on attendait une mort certaine.

» On la fit venir à Bourmont, qui n'est pas éloigné de Contrexéville, et dès le premier printemps, qui était celui du 1759, on lui fit prendre les eaux de Contrexéville, qu'on allait puiser à la fontaine.

» Elle se trouva d'abord beaucoup soulagée : elle commença à retenir ses urines et à reprendre de l'embonpoint. Ayant continué les eaux à l'arrière-saison, elle s'est trouvée de mieux en mieux.

» Enfin, elle est allée au printemps dernier à Contrexéville, où elle a passé une quinzaine de jours, et est revenue à Bourmont. Quelques jours après son retour, elle ressentit des douleurs très aiguës à la vessie et au col de cet organe, qui lui causèrent une espèce de faiblesse. Le lendemain, pareil accident lui survint : elle prit le pot de chambre pour uriner ; elle rendit à ce moment, sans peine, une pierre de la grosseur d'une grosse balle de calibre, mais irrégulière, qui tomba comme un plomb dans le pot.

» Cette pierre a toutes les marques extérieures d'avoir eu un plus gros volume ; on y remarquera des tubérosités et des enfoncements qui font juger que les eaux de Contrexéville en ont détaché des fragments. »

Le docteur Bagard terminait son travail par les conclusions suivantes :

« Les eaux de Contrexéville, en général, sont très favorables aux maladies de nerfs. Elles détergent, consolident les ulcérations internes et externes. Elles ont guéri les maladies de la peau les plus rebelles et les plus invétérées.

» Elles sont bonnes pour prévenir les retours de la goutte, en rétablissant la souplesse des nerfs et des parties membraneuses desséchées par les humeurs de la maladie.

» Elles conviennent dans les cas de ce vice de la lymphe que caractérise une acrimonie scrofuleuse.

» Elles sont souveraines dans les maladies des reins, des uretères, de la vessie et de l'urèthre, telles que la pierre, la gravelle, les glaires, les suppurations, les ulcères de ces parties et les carnosités de l'urèthre. Nous osons avancer, sur des témoignages non équivoques, que les eaux de Contrexéville sont souverainement efficaces contre la pierre, qu'elles détachent et font sortir de la vessie quand elle n'est que d'une grosseur médiocre, qu'elles ont la propriété de dissoudre en fragments, quand elle est plus grosse et d'une nature plâtreuse et graveleuse, voire même en partie plâtreuse et en partie graveleuse et murale.

» Comme ces eaux contiennent des parties ferrugineuses, un acide minéral et du savon, elles seront très utiles dans le cas d'épaississement de la bile et dans les obstructions du foie, avec d'autant plus de raisons que ces eaux ont quelquefois la vertu purgative.

» Nous avons mis dans un vase rempli d'eau de Contrexéville treize pierres animales, de la grosseur d'un bon pois chacune, dures et solides ; elles sont restées en macération sur la cheminée, pendant trois jours, sans rien perdre de leur dureté. Mais, le quatrième, elles ont commencé à s'amollir sur leur surface et à se séparer en fragments ; ces fragments se sont divisés et dissous, et les pierres se sont réduites en gravier. Il suit de cette expérience que l'injection d'eau minérale dans la vessie serait une liqueur naturelle dissolvant le calcul dans ce viscère. »

En 1774, le docteur Thouvenel, médecin de Louis XVI, fonda l'établissement de Contrexéville, tel qu'il existe aujourd'hui. Il publia sur ces eaux un travail (1) dans lequel il s'exprimait ainsi : « Les eaux de Contrexéville sont éminemment diurétiques et dissolvantes ; elles ont l'avantage de parvenir à la vessie sans avoir éprouvé d'altérations sensibles, ce qui, outre la quantité considérable et la grande promptitude avec laquelle elles y arrivent, semble prouver qu'elles y sont portées par d'autres voies que celles de la circulation générale.

» Dans le cas où il nous est donné de prévenir la formation des pierres ou leur accroissement, ce ne peut être qu'en fournissant aux urines un véhicule aqueux, capable d'empêcher la réunion et la congestion des matières calculeuses, graveleuses ou glaireuses, soit en en opérant la dissolution, soit en en procurant l'expulsion. Ces propriétés diurétiques et apéritives d'une

(1) Consultez l'*Annuaire statistique et administratif du département des Vosges*.

eau paraissent dépendre d'un degré de salinité médiocre en deçà et au delà duquel elles changent ou diminuent. »

Plusieurs cures sont restées très célèbres, et, entre autres, celle de ce pauvre abbé de Bouville, qui, après avoir été opéré trois fois de la pierre, avait trouvé, dans cette source salutaire, un soulagement à ses maux tel, qu'il put enfin terminer sa carrière, qui se prolongea encore de plusieurs années, sans avoir recours de nouveau à cette cruelle opération. Des effets tout aussi merveilleux, opérés sur plusieurs grands seigneurs de la Lorraine et des environs, avaient commencé à leur faire une grande réputation.

De 1775 à 1789, le village de Contrexéville, grâce à la renommée et au mérite de Thouvenel, qui avait fait de ses eaux un pompeux éloge, vit affluer dans son établissement des princes et des gentilshommes. Ces personnages, dans leurs moments de loisir, s'amusaient à jouer eux-mêmes la tragédie et la comédie dans une jolie petite salle de spectacle construite aux frais du prince d'Hénin.

Les Anglais eux-mêmes toujours à la piste des bonnes choses, ne dédaignèrent pas Contrexéville et plusieurs d'entre eux firent bâtir sur le coteau, à l'extrémité du village, un grand édifice à plusieurs étages, connu encore aujourd'hui sous la dénomination de *Maison des Anglais*, et qui n'est plus actuellement habité que par quelques pauvres artisans de la localité. On comprendra sans peine, d'après ce que je viens de dire, quel terrible coup la révolution de 1789 dut porter à la fortune des eaux de Contrexéville. L'émigration priva ce village de la présence annuelle de ses nobles habitués, et tant que dura la tourmente révolutionnaire, « la pauvre source, a dit un auteur anonyme, resta triste et délaissée, toujours avec ses qualités bienfaisantes; mais qu'est-ce que le *mérite sans un peu de célébrité?* La source dut être vendue, et elle fut adjugée à un particulier dont la plus grande fortune était une famille nombreuse (1). »

A l'époque de la Restauration, un ancien chirurgien des armées impériales, Mamelet, vint se fixer à Contrexéville pour y

(1) *Un mot sur les eaux minérales de Contrexéville*. Épinal, 1837, p. 13 et 14.

exercer la médecine. Il eut occasion d'y rencontrer le docteur Thouvenel, qui lui fit connaître les propriétés de la source d'eaux minérales. En 1825, Mamelet, qui avait étudié consciencieusement les effets de ces eaux, publia un premier travail qui fit une sensation telle, qu'à partir de cette époque, elles prirent dans la thérapeutique un rang sérieux, puisqu'un spécialiste éminent, M. le docteur Civiale, écrivait, en 1828 (1) : « Il me paraît démontré que ces eaux possèdent la propriété d'exciter fortement la contractilité de l'appareil urinaire, et que cette propriété les rend utiles pour déterminer l'expulsion des gros graviers, en même temps qu'elle conduit à un diagnostic plus certain de la pierre vésicale, question qui a plus de portée qu'on ne pense. »

De 1825 à 1844, Mamelet publia une seconde, puis une troisième édition de son travail, avec un grand nombre d'observations à l'appui.

Enfin, en 1851, il fit paraître une quatrième édition (2) dans laquelle on trouve les conclusions suivantes :

« Les eaux de Contrexéville sont souveraines dans les affections graveleuses et calculeuses des reins et de la vessie ; elles détachent les couches externes de ces corps étrangers, les divisent et les entraînent avec une énergie remarquable par les voies naturelles.

» Elles guérissent les catarrhes des voies digestives et génito-urinaires, et quand ces affections ont un principe métastatique, elles rappellent et rétablissent les évacuations supprimées ou diminuées.

» Leur action est évidente dans la goutte, dont elles éloignent et affaiblissent complétement les accès. Plusieurs goutteux semblent radicalement guéris.

» Elles sont très favorables aux personnes disposées aux affections cérébrales ou déjà atteintes de ces maladies.

» A l'extérieur, elles sont d'une efficacité marquée, soit en douches, soit en injection dans le catarrhe de la vessie, du rectum et du vagin.

» Elles favorisent la cicatrisation des vieux ulcères, et surtout

(1) *Traitement de la pierre et de la gravelle.* Paris, 1828.

(2) *Notice sur les propriétés physiques, chimiques et médicales des eaux de Contrexéville*, p. 105.

ceux entretenus par les vices dartreux, scrofuleux ou vénériens.

» Elles sont un très bon collyre dans l'ulcération des paupières. »

Dans plusieurs thèses inaugurales pour le doctorat, on fit un très brillant éloge des eaux minérales de Contrexéville.

En 1852, M. le docteur Haxo parla très avantageusement (1) des propriétés des sources minérales de Contrexéville.

En 1857, M. le docteur Baud a relaté (2) les observations curieuses qu'il a été à même de recueillir sur leur efficacité pendant les huit années qu'il a rempli les fonctions de médecin inspecteur de ces eaux.

M. le docteur Legrand du Saulle, médecin consultant à Contrexéville depuis le 31 mai 1857, a publié sur les eaux minérales de cette localité plusieurs travaux excessivement remarquables auxquels nous ferons quelques emprunts dans le cours de cette notice. Ce praticien a beaucoup contribué par les brillants résultats qu'il a obtenus et qu'il a exposés avec une clarté et une élégance de style peu communes, à appeler non pas une foule compacte dans cette station d'eau minérale, mais un nombre très imposant de malades sérieux qui éprouvent toujours un soulagement et trouvent même une guérison que l'on ne rencontre pas dans d'autres stations minérales ou thermales plus en vogue.

Enfin, depuis deux ou trois ans, M. le docteur Caillat, médecin à Aix (Bouches-du-Rhône), remplit à Contrexéville; pendant l'été, les fonctions de médecin-inspecteur (3).

(1) *Coup d'œil sur les eaux minérales du département des Vosges*, 2e édit. Épinal, 1852, p. 13 et suiv.

(2) *Eaux minérales de Contrexéville. Rapport et étude.*

(3) Contrexéville a possédé pendant plusieurs années deux médecins ayant chacun un titre différent : l'un représentait officiellement l'administration supérieure, l'autre était un mandataire officieux, mais investi spécialement de la confiance du propriétaire de l'établissement et intéressé au succès des eaux. Cette combinaison avait été imaginée dans le but de combler le vide immense laissé par la mort de M. Mamelet, et nous avons appris qu'elle avait complétement réussi. Cependant des luttes médicales survinrent en 1860 et en 1861, et, dans l'intérêt d'une bonne harmonie profitable à tous, l'établissement a résilié, en 1862, un traité dont quelques clauses menaçaient de devenir inexécutables. L'initiative première de cette rupture a été honorablement prise par M. Legrand du Saulle lui-même, et notre distingué confrère a maintenant recouvré son entière indépendance, sa liberté absolue d'action

Le séjour de Contrexéville est loin d'être gai, et l'on ne comprendrait pas qu'on vînt s'y installer pendant vingt et un jours, et quelquefois pendant beaucoup plus longtemps, si l'on n'était pas sérieusement malade et très désireux de recouvrer la santé. La société des femmes fait complétement défaut. Il y en a bien cependant quelques-unes, qui sont ou malades elles-mêmes ou qui accompagnent des malades; mais, je le répète, elles sont en proportion si minime qu'on en compte à peine dix à douze pour cent.

Il n'y a donc à Contrexéville ni bals, ni réunions bruyantes, comme cela se pratique dans toutes les stations minérales ou thermales de grand renom, soit en France, soit à l'étranger; et Contrexéville est, sous ce rapport, loin de pouvoir être comparé à Vichy, à Baden-Baden, à Hombourg, etc. Il n'y a à Contrexéville que des malades ayant besoin de soins, de repos, de tranquillité, d'une vie calme et retirée. Par-ci, par-là, de loin en loin, quelque artiste fourvoyé vient faire une pause dans ce village et essaye d'organiser un concert auquel il a bien de la peine à convier cinquante à soixante buveurs. J'ai été plusieurs fois témoin de ce fait. Il est vrai que les artistes que j'ai entendus (instrumentistes et chanteurs) étaient réellement d'une faiblesse désespérante. Mais nul ne les connaissait, et l'on ne pouvait les juger sans les avoir entendus, et cependant la salle ne se remplissait pas. Comme l'on est contraint de se lever de grand matin, il faut absolument se coucher de bonne heure; c'est sans doute à cela qu'il faut attribuer cette indifférence ou cette insouciance à se rendre à ces rares réunions, qui se présentent tout au plus huit ou dix fois pendant tout le cours de la saison, c'est-à-dire du 1er juin au 15 septembre de chaque année.

CHAPITRE II.

DES SOURCES DE CONTREXÉVILLE.

M. Ch. Lepage, ancien pharmacien à l'établissement des eaux de Contrexéville, a donné dans une excellente brochure, les renseignements suivants (1) : « La présence sur l'axe du thalweg de la vallée des sources minérales de Contrexéville et de la source considérable du Vair paraît assigner pour origine de cette vallée une rupture de couches calcaires du muschelkalk ; la roche n'est pas même assez fréquemment visible pour qu'on puisse controuver cette hypothèse par l'étude directe du terrain. Mais cette présomption acquiert un nouveau degré de certitude par ce fait que les eaux souterraines d'infiltration ont une nature différente de l'un et de l'autre côté du ruisseau.

» Les puits creusés sur les deux rives, pour les services domestiques, ont une profondeur variable de 2 à 4 mètres au plus : l'eau qu'ils fournissent offre des caractères dont la différence est très tranchée.

» Les puits de la rive gauche donnent une eau limpide, sans goût particulier, l'eau est séléniteuse et cuit difficilement les légumes ; elle se trouble facilement à la suite des grandes pluies, en même temps que les sources du Vair ; il n'est pas douteux que les puits sont alimentés par l'eau qui produit, sortant de la même rive, les belles sources du Vair. (La source du Vair est extrêmement abondante ; elle surgit d'une sorte de petite caverne sur la rive gauche du thalweg, et ses eaux pourraient immédiatement faire tourner un moulin.)

» L'eau de la rive droite ne se trouble pas à la suite des pluies, elle a un goût minéral, une saveur styptique fortement prononcée, rappelant les caractères du sulfate de fer ; il s'y joint parfois une saveur sulfhydrique due sans doute à la décomposition de matières organiques. Cette eau donne des réactions nettement accusées qui la séparent à la fois des sources minérales de Contrexéville et des eaux de la rive gauche.

» Lorsqu'on creuse le sol à une profondeur de quelques mètres, en amont ou en aval de Contrexéville et à Contrexéville même, on rencontre une nappe d'eau circulant dans le sous-sol ; cette eau s'élève presque à fleur de terre.

» C'est un fait assez remarquable que cette émergence de plusieurs sources minérales au milieu de couches calcaires complétement remplies d'eau ordinaire, tout auprès de l'issue d'un courant d'eau souterrain volumineux. »

(1) *Eaux minérales de Contrexéville*, 2e édition, 1859, p. 17.

Des sources minérales.

Les sources minérales de Contrexéville sont au nombre de *trois*, au dire de tous les auteurs qui ont écrit sur cette station minérale. Elles sont connues sous les noms de *source du Pavillon*, de *source du Prince* ou *des Bains*, et de *source du Quai* (1).

En 1759, si l'on en croit la chronique du pays, au lieu où se trouve l'établissement actuel, il n'existait qu'un marais rempli d'un sédiment ferrugineux abondant, au milieu duquel on voyait surgir la source principale par un orifice assez considérable. Bagard, premier médecin du roi Stanislas, signala les propriétés curatives de cette eau, et en 1775, Thouvenel essaya d'isoler cette source et fit faire un puits carré qui donne issue à la *source du Pavillon.*

Le prince de Poix faisait usage des eaux de Contrexéville avec le plus grand succès pour sa santé; il y fit construire une maison afin de s'installer plus confortablement. Sur les conseils de Thouvenel, il fit capter par des puits de forme quadrangulaire deux sources qui jaillissaient près de son hôtel, pour être moins éloigné de la source primitive, parce que les sources nouvelles possédaient les mêmes propriétés minérales et médicales que la source du Pavillon. L'une de ces sources fut appelée *source du Quai*, et l'autre conserva le nom *du Prince* qui en avait fait usage le premier, bien qu'ayant été désignée à une autre époque sous le nom de *source des Bains.*

(1) Il existe depuis très peu de temps à Contrexéville, près de l'établissement de Mme Lormont, une jolie petite propriété dans laquelle se trouve un puits artésien minéral, auquel on vient de donner le nom de *source la Souveraine.* L'eau m'a paru différente de celle du *Pavillon*; elle ne forme point de dépôts ferrugineux sensiblement appréciables, et l'on ne paraissait pas encore fixé, en 1862, sur la nature des services qu'elle pourrait rendre. Quelques personnes y ont bu quelques verres, le matin, pendant que je me trouvais dans le pays, mais elles sont revenues boire au *Pavillon* au bout de trois ou quatre jours, et j'en parle un peu plus loin au chapitre consacré à la *constipation*. Les médecins de la localité ayant, jusqu'à présent, préféré pour leurs malades le *connu* à l'*inconnu*, manquaient de données positives, et cela se conçoit, puisque des expériences comparatives et suivies n'ont pas encore été faites. Lorsqu'on pense qu'il a fallu plus d'un siècle à la source du *Pavillon* pour arriver à la grande notoriété thérapeutique qu'elle possède aujourd'hui, on comprendra que je doive nécessairement m'abstenir de tout jugement sur une innovation hydrologique qui n'a pas fait ses preuves et à laquelle il manque la sanction du temps.

Si l'on s'en rapporte à ce qui est consigné dans un manuscrit conservé à la bibliothèque de la ville d'Épinal, ces eaux attirèrent l'attention du gouvernement. Le ministre du roi Stanislas, M. Chaumont de la Galaisière, et M. Necker, se proposèrent de faire l'acquisition de ces sources pour le compte de l'État, lorsqu'ils eurent attentivement examiné le rapport de M. Lecreulx, inspecteur général des eaux minérales de France. Mais les événements politiques qui survinrent firent avorter ce projet.

De l'établissement.

L'établissement dans lequel existent les trois sources du *Pavillon*, du *Prince* et du *Quai* est placé au couchant du village, dans la presqu'île formée par le Vair et le ruisseau qui vient de Suriauville. On y arrive en traversant un magnifique jardin tout émaillé de fleurs et environné de bâtiments destinés à divers usages.

Les bâtiments qui se trouvent à gauche, en entrant, sont occupés au rez-de-chaussée par les bureaux (1), par la lingerie, par la salle à manger, par le chauffoir, etc. Aux étages supérieurs sont les appartements destinés aux buveurs.

Ceux de droite, au rez-de-chaussée, sont affectés à la salle de billard, au salon de lecture, au salon de conversation. Au premier étage sont des appartements très confortables, destinés à de riches étrangers.

(1) Le bureau de l'administration est situé à l'entrée de l'établissement, à gauche. C'est là que se rendent tous les étrangers nouvellement arrivés ; ils y vont pour se faire inscrire, retirer leur carte, prendre un abonnement au salon, louer des livres, payer des cachets de bains et de douches, ou prendre des renseignements généraux. L'administration, trop intelligente pour faire la guerre à ses dépens, est résolue, d'après ce que l'on affirme, à conserver une neutralité absolue lorsqu'elle sera consultée sur le choix d'un médecin, et, si nous sommes bien informé, elle fera valoir chez l'un un titre officiel qui est un gage indubitable d'honorabilité et d'estime, et chez l'autre une expérience médicale de sept années à Contrexéville, rehaussée par de nombreuses et vives sympathies parmi les buveurs. Le public choisira. Comme homme et comme médecin, nous ne pouvons qu'approuver la sagesse de cette détermination, et nous regretterions vivement d'apprendre sa non-exécution, car si les praticiens de la localité ont vécu jusqu'à présent en si mauvaise intelligence, c'est parce qu'ils ont été, à tour de rôle, l'objet des prédilections du bureau de l'administration. Il faut que le patronage cesse. La confiance se communique ; elle ne s'impose pas. Que nos honorables confrères recueillent donc, à l'abri de toute discorde, les fruits d'une mesure impartiale et juste.

A ces bâtiments de droite, et en arrière, sont annexés les cabinets de bains et les salles de douches.

Des deux côtés de ces bâtiments partent deux galeries circulaires, aboutissant au pavillon vitré où se trouve aménagée la *source* dite *du Pavillon*, et qui est exclusivement destinée à l'usage interne. Ces galeries sont d'une très grande utilité, car à Contrexéville le temps est souvent pluvieux et froid, et l'on a besoin alors d'être à couvert pendant les trois ou quatre heures que l'on passe à boire les dix ou douze verres d'eau minérale auxquels, de par ordre du médecin, on est condamné.

Enfin, derrière la *source du Pavillon*, se trouve le parc, qui est réellement magnifique et grandiose. Il y a là des arbres séculaires d'essences variées qui projettent un ombrage dont on sent parfois le prix et le charme. Il y a aussi des parties moins ombreuses et même dépourvues d'arbres, mais alors garnies de fleurs et d'arbustes. Dans ce parc, d'une très grande contenance, serpente une petite rivière, dont on n'a pas toujours le soin de curer le lit assez profondément.

A gauche du parc, dont ils sont seulement séparés par une route, existent les coteaux touffus de la Glacière et de Bellevue, qui donnent aux buveurs la liberté d'étendre leurs promenades sans sortir de Contrexéville et sans trop s'éloigner de la source du Pavillon.

Source du Pavillon.

Cette source est aménagée sous un pavillon de forme octogone, communiquant d'un côté avec le jardin et les galeries, et de l'autre avec le parc. Au milieu du pavillon se trouve le puits d'où elle s'échappe. Selon M. Ch. Lepage (1), « ce puits, construit en pierres calcaires du pays, est de forme quadrangulaire de $0^m,60$ de côté et de $2^m,26$ de profondeur. Il repose sur un châssis de bois, placé lui-même sur pilotis établis plus bas, pour éviter les surcharges d'une semblable construction sur un terrain si marécageux avant le captage complet de cette source. »

L'eau s'échappe de ce puits par quatre ouvertures et tombe dans un bassin de pierre et de là dans un canal de décharge,

(1) *Loc. cit.*, p. 21.

qui la conduit dans la rivière du Parc. Pour puiser l'eau à l'une de ces ouvertures, on descend deux marches de pierre. Cette partie en contre-bas est circulaire et à $2^m,70$ de diamètre.

Les ouvertures, le bassin et le canal de décharge sont enduits d'une matière ocracée et onctueuse, qui se précipite dans l'eau par son contact avec l'air atmosphérique et se détache facilement par le frottement et le lavage.

L'orifice du puits est recouvert par deux pierres de taille surmontées d'une assez mauvaise statue, représentant une naïade.

La source du Pavillon est très abondante, elle donne en moyenne, dit-on, 140 litres à la minute, soit 8400 litres à l'heure, ou 201 600 litres par vingt-quatre heures. Je crois qu'il y a là une grande exagération, et que la source ne débite pas plus de 80 litres à la minute, soit 4800 litres à l'heure, ou 115 200 litres par vingt-quatre heures ; cependant je n'oserais rien affirmer.

Sources du Prince et du Quai.

Ces deux sources, dont le captage et l'aménagement ont seulement été repris en 1859, sous l'habile direction de **M. Jutier**, ingénieur des mines, présentent peu de différence avec celle du *Pavillon*. Elles peuvent servir et servent parfois à l'usage interne ; mais, le plus ordinairement, elles sont employées pour le service des bains et des douches.

Elles sont situées à environ 50 ou 60 mètres de la source du Pavillon, et s'échappent de puits parfaitement bien construits. « Malgré leur proximité de la rivière du Vair, dit M. Ch. Lepage (1), leur volume d'eau est assez constant ; des expériences réitérées, pendant les sécheresses et les grandes pluies, nous ont prouvé qu'elles n'augmentaient et ne diminuaient que peu sensiblement.

» Ces deux puits sont construits sur le modèle de la principale source.

» Le puits de la *source du Prince* a $2^m,65$ de profondeur : son ouverture est un rectangle de $0^m,65$ de longueur sur $0^m,60$ de largeur. L'eau s'échappe au niveau du sol, et son volume est de

(1) *Loc. cit.*, p. 22.

30 litres environ à la minute, soit 1800 litres à l'heure, ou 43 200 litres en vingt-quatre heures.

» Le puits de la *source du Quai* a, comme celui du Prince, $2^{m},60$ de profondeur; son ouverture est un carré de $0^{m},50$ de côté. L'eau s'échappe au même niveau, et son volume est de 60 litres environ à la minute, soit 3000 litres à l'heure, ou 86 400 litres en vingt-quatre heures.

» Les eaux des sources du *Prince* et du *Quai* s'écoulent dans deux bassins en forme de coquille et disposés symétriquement; de là, elles sont conduites à l'aide de tuyaux dans un bassin commun de $0^{m},35$ de profondeur. L'ouverture de ce bassin est circulaire et a 2 mètres de diamètre mesuré extérieurement. Ce bassin-réservoir sert à l'alimentation des bains, et l'excédant des eaux tombe dans un canal de décharge débouchant dans la petite rivière du Vair. Ces puits et réservoirs sont placés près de l'établissement des bains, dans un encadrement de $8^{m},30$ de longueur sur $6^{m},60$ de largeur, à $0^{m},75$ en contre-bas du sol environnant; des deux côtés, on descend un escalier de cinq marches rachetant cette différence de niveau. »

Ces deux sources ne sont pas protégées par des pavillons; elles coulent à ciel ouvert.

L'ensemble total d'eau que fournissent ces trois sources, c'est-à-dire celles du *Pavillon*, du *Quai* et du *Prince*, est considérable, au dire de M. Ch. Lepage, et forme en vingt-quatre heures 331 200 litres environ, ou 3312 hectolitres. J'ai dit ce que je pensais à ce sujet, je n'y reviendrai donc pas.

Ces trois sources sortent du muschelkalk moyen et appartiennent, d'après les anciennes classifications, à la classe des eaux carbonatées, acidules et ferrugineuses, d'après M. Ossian Henry, et à celles des eaux salines sulfatées, calcaires et magnésiennes (1).

Leur célébrité remonte à 1760, comme je l'ai déjà mentionné, et elle s'est faite lentement et sans bruit. Du reste, M. Peschier le proclame en ces termes : « Quand nos nombreux établissements thermaux, si divers, mais tous animés d'un même désir

(1) L'eau de la source du *Pavillon* a été admise, en 1862, à l'exposition universelle de Londres, et les membres du jury l'ont classée comme un type d'eau minérale sulfatée calcique.

de faire du bruit dans le monde, s'illustraient et se vulgarisaient par le retentissement de la réclame non moins que par l'étude et la discussion scientifique, Contrexéville seul, à peine tiré de son obscurité par les travaux consciencieux mais peu retentissants de Bagard et de Thouvenel, attendait en silence, de la reconnaissance seule de ses clients, que l'opinion médicale se fixât irrévocablement sur sa valeur précise.

» Pure de toute surprise, de toute excitation de l'opinion, dédaigneuse d'une éclosion précoce et partant éphémère, cette bienfaisante source, par le seul fait de la multiplicité et de la constance des guérisons qu'elle a disséminées de par le monde, est parvenue à ce point de notoriété publique que son nom n'est pas moins identifié avec l'idée de gravelle et de goutte, que celui de sulfate de quinine avec l'idée de fièvre intermittente. Cette justice lui est rendue par tous et sans conteste (1). »

Analyse chimique.

La composition des eaux de Contrexéville a exercé, à plusieurs reprises, la sagacité des chimistes et des médecins. Différentes analyses ont été faites par plusieurs savants distingués, tels que MM. Nicolas, en 1820 ; le professeur Fodéré (de Strasbourg), en 1825; Collard (de Martigny), en 1828 ; Chevalier, membre de l'Académie de médecine de Paris ; et Gobley, en 1839 ; et plus récemment, en 1852, par M. Ossian Henry, membre de l'Académie impériale de médecine de Paris.

Ne voulant pas relater toutes ces diverses analyses, qui présentent entre elles de très légères différences, je me bornerai à consigner ici celles qui ont été faites par M. O. Henry, dont personne ne récusera la compétence.

Source du Pavillon.

M. O. Henry a établi, de la manière suivante, la composition

(1) *Notice sur les eaux minérales de Vittel*, p. 4. — Cette citation frappera sans doute tout le monde. Vittel possède en effet, depuis quatre ans, des sources minérales qui ne manquent pas d'analogie avec celles de Contrexéville, mais, néanmoins, Vittel a poussé le culte de la vérité jusqu'à effacer ses prétentions vis-à-vis de Contrexéville, et à rendre hommage à la vertu séculaire de sa source célèbre.

chimique de 1000 grammes d'eau provenant de la source du Pavillon.

			litres.
Principes volatils.	Acide carbonique libre		0,019
	Azote avec un peu d'oxygène		indéterminé
			grammes.
Principes fixes.	Bicarbonates	de chaux	0,675
		de magnésie	0,220
		de soude anhydre	0,197
		de fer et de manganèse	0,009
		de strontiane, sans doute carbonatée	indices
	Sulfates anhydres	de chaux	1,150
		de magnésie	0,190
		de soude	0,130
		de potasse	indices
	Chlorures	de sodium, de potassium	0,140
		de magnésium	0,040
	Iodure, Bromure	alcalins ou terreux	indices
	Silicates	silice, alumine	0,120
	Azotate, Phosphate de chaux ou d'alumine, Matière organique azotée, Principe arsenical, uni au fer sans doute, Perte		0,070
	Principes minéralisateurs		2,941
	Eau pure		997,059
			1 000,000

L'analyse qui précède a jusqu'à présent servi de type, mais M. le Ministre de l'agriculture, du commerce et des travaux publics, dans l'enquête qui a précédé le décret impérial qui déclare d'intérêt public la source du *Pavillon*, a ordonné qu'une nouvelle analyse serait faite par l'Ecole des mines, et elle a été confiée à M. l'ingénieur Jutier, qui est venu sur place pendant six semaines. Par suite de nombreux travaux et d'un captage compliqué et très minutieux, rendant toute infiltration d'eau ordinaire absolument impossible, il a été démontré que la minéralisation de la source du *Pavillon* avait un peu augmenté. Le décret a alors été rendu.

Quelque temps après et à l'occasion d'un second décret, relatif au périmètre de protection de la source du *Pavillon*,

M. Jules François, ingénieur en chef des mines, M. Jutier, ingénieur ordinaire, et M. Bouis, chef des travaux chimiques de l'Académie de médecine, ont été désignés par M. le préfet des Vosges, pour procéder sur les lieux à une nouvelle expertise chimique. Les résultats de cette dernière analyse ont été de plus en plus confirmatifs.

Dans l'analyse que nous avons reproduite, d'après M. O. Henry, il existait une lacune : le fluor n'y avait point encore été découvert. Or, en 1857, M. Nicklès, professeur de chimie à la Faculté des sciences de Nancy, a communiqué à l'Institut de France (1) un mémoire très remarquable sur la présence du fluor dans la composition de certaines eaux minérales, et notamment dans celles de Contrexéville. « J'en ai trouvé, dit cet auteur, en quantités sensibles à l'état de fluorures. L'eau de Contrexéville en est bien plus riche que celle de Plombières ; elle imprime à la lame de cristal de roche des marques visibles à l'œil nu, tandis qu'une même quantité d'eau de Plombières (4 litres) n'impressionne cette lame que passagèrement.

» L'eau de Vichy, si riche en principes minéralisateurs, contient également des fluorures, mais en proportion moindre que les eaux de Plombières et de Contrexéville, de telle sorte que, pour en trouver, il faut opérer sur une plus grande quantité d'eau (8 litres au moins).

» Le fait de la présence des fluorures dans des eaux minérales qui jouissent d'une réputation si méritée, me semble de nature à appeler l'attention des médecins sur les propriétés thérapeutiques de ces combinaisons, propriétés non encore étudiées, bien qu'on sache qu'elles ne sont pas toxiques. »

On n'a encore rien découvert sur les propriétés médicales du fluor ; espérons qu'au moyen de recherches expérimentales soigneusement faites, on ne tardera pas à être édifié sur les vertus de ce nouvel élément chimique.

(1) *Comptes rendus de l'Académie des sciences*, séance du 5 mai 1857.

CHAPITRE III.

DES BAINS ET DES DOUCHES.

L'administration de l'établissement, conformément à une décision ministérielle, perçoit sur chaque *buveur*, un droit fixe de 20 francs; nul ne peut boire et puiser à la source s'il n'est porteur d'une carte constatant qu'il a soldé cette somme. Il y a même très peu de temps que les médecins sont affranchis de cet mpôt.

Les bains et les douches se payent 1 fr. 25 c. chaque, sans compter le pour-boire des baigneurs et des doucheurs. Les médecins ont, jusqu'à ce jour, payé comme le commun des martyrs; j'en ai marqué mon étonnement aux médecins de la localité. Je me suis adressé alors à l'administrateur de l'établissement; je lui ai exposé combien il entendait peu ses intérêts en agissant comme il le faisait, je lui ai parlé de ce qui se pratiquait à Vichy, au Mont-Dore, etc.; j'ai été assez heureux pour le convaincre, et pour obtenir la promesse que dorénavant les médecins seraient exonérés de tout droit et pourraient boire, se baigner et se faire doucher dans l'établissement sans rétribution.

Puisque je viens de prononcer les mots *bains* et *douches*, je saisirai cette occasion pour dire mes impressions sur cet important service que l'on considère trop à Contrexéville comme une annexe ou comme un auxiliaire très secondaire. J'avoue ne pas comprendre cette manière de raisonner, car il a toujours été de précepte que les bains sont prodigieusement utiles dans le traitement de la gravelle, de la goutte, etc.; et les graveleux et les goutteux abondent dans cette station d'eau minérale.

Les salles de bain sont en trop petit nombre. On en compte quinze à vingt environ, et il en faudrait trente à quarante. Les baignoires de fer battu sont recouvertes à l'intérieur d'un enduit de porcelaine, ce qui est une garantie de propreté pour les baigneurs. Le service des salles de bain laisse beaucoup à désirer; le personnel qui y est affecté est trop peu considérable.

Les salles de douche sont au nombre de deux seulement; et comme il n'y a qu'un seul homme pour préparer les bains et donner les douches, il s'ensuit qu'un cabinet seul est occupé; l'autre reste presque toujours vacant, à moins qu'il n'y ait une femme à doucher, alors la fille de service est chargée de ce soin; mais c'est là un cas tout exceptionnel, et pendant ma saison à Contrexéville, je n'ai connu que deux dames qui prissent des douches. En mettant deux garçons pour doucher, on eût pu administrer entre deux et cinq heures du soir, vingt-quatre douches, tandis que le plus habituellement on n'en peut donner que dix à douze; et encore, pour arriver à ce dernier chiffre, est-on obligé de n'appliquer la douche que pendant huit ou dix minutes au lieu de quinze; car le garçon perd beaucoup de temps à aller chercher le linge, à s'occuper des réclamations des baigneurs, à causer, etc.

Quelques malades, qui prennent des douches froides, peuvent se faire doucher le matin avant de prendre de l'eau en boisson, ou bien avant de déjeuner; mais comme il n'y a de douches chaudes que de deux à cinq heures du soir, il s'ensuit qu'on ne peut pas en administrer un nombre plus grand que celui que je viens de mentionner. Jugez alors des récriminations, des plaintes, des mécontentements, des murmures, etc.

Les sandales que chaque malade met à ses pieds sont brisées, mal entretenues.

Le linge n'est pas toujours suffisamment chaud.

Les malades qui se font administrer des douches froides au périnée auraient besoin de s'envelopper la partie supérieure du corps dans un peignoir de laine. Ces peignoirs manquent.

Il serait indispensable qu'il y eût dans une des salles attenant aux salles de douche, une horloge afin qu'on pût se rendre un compte exact du temps que dure la douche, et qu'on ne fût pas exposé à avoir une douche de sept à huit minutes, quand on doit en recevoir une d'un quart d'heure. J'ai expressément demandé qu'on fît droit à ces justes réclamations, on m'a promis pour la saison de 1863.

CHAPITRE IV.

DES HOTELS A CONTREXÉVILLE ET DU RÉGIME AUQUEL ON EST SOUMIS.

Les hôtels de Contrexéville sont généralement bien, j'allais écrire, trop bien approvisionnés. Il est vrai qu'aux eaux on a presque toujours un formidable appétit, que l'on a souvent le tort de satisfaire. L'heure matinale à laquelle on quitte son lit, la quantité considérable d'eau ingérée le matin (3 à 4 litres), les évacuations qui en sont résultées, l'exercice (promenade) auquel on s'est livré pendant plusieurs heures de suite, sont de nature à expliquer comment il se fait qu'on attend avec une impatience difficile à décrire l'heure du déjeuner (dix heures); et parfois, s'il arrive que le cordon bleu est un tant soit peu en retard, ce sont des récriminations sans fin ; on ne veut rien entendre :

Ventre affamé n'a pas d'oreilles.

On se met donc à table, ou plutôt on se précipite dans la salle à manger, à la place qui vous est assignée par votre rang d'arrivée. Un religieux silence règne pendant le premier quart d'heure, c'est-à-dire jusqu'à ce qu'on ait fait disparaître les deux premiers plats, et qu'on ait un peu fait taire cette faim canine; puis les causeries commencent et sont d'autant plus animées, plus spirituelles, qu'on se trouve avec des commensaux plus aimables et plus intelligents. Les tables de Contrexéville sont, en général, privées de la société des femmes : il en résulte que la conversation prend presque naturellement un caractère sérieux, et qu'il y règne parfois une certaine monotonie, surtout s'il n'y pas union parfaite et conformité d'idées et de manière de voir entre les diverses personnes présentes.

Les hôtels sont assez nombreux à Contrexéville. Il y a d'abord l'*hôtel de l'établissement* dans lequel on paye un peu plus cher qu'ailleurs, mais dont le séjour doit être évidemment plus agréable, bien qu'il y règne un certain ton d'apparat, mais de bon goût. Le prix ordinaire varie entre 7 et 14 francs par jour (chambre et nourriture, non compris le vin). Les personnes très riches qui désirent des appartements particuliers, et qui veulent y être servies, trouvent là des logements confortables. Lord H... et le comte de R..., ministre du bey de Tunis, avaient pris des appartements dans ces conditions.

L'hôtel qui a le plus de vogue, après celui de l'établissement, est sans contredit l'*hôtel des Apôtres*, tenu par M. et Mme Blaisot. On y est parfaitement bien sous tous les rapports; la société y est choisie, les chambres sont propres et bien tenues, la nourriture est bonne. Le prix varie suivant l'étage auquel on est logé. Au premier étage, on paye 7 ou 8 francs par jour; au second étage, 6 francs, et enfin au troisième étage, 5 francs 50 c. Tout est compris dans ces différents prix, même le service : cependant il est d'usage de laisser aux divers domestiques une rémunération en quittant Contrexéville.

Les hôtels de l'*Espérance* et de la *Providence* se trouvent placés sur un troisième plan (5 francs, 5 francs 50 c. et 6 francs par jour).

Il y a, outre ces quatre hôtels, quelques maisons meublées qui réunissent aussi un certain nombre de voyageurs. La maison meublée de M. Martin aîné, celle de M. Martin-Mansuy, celle de M. Bachmann jouissent d'une réputation justement méritée, et ne sont pas plus chères que l'*hôtel des Apôtres*. Les ecclésiastiques, les religieux, les personnes pieuses se donnent, en général, rendez-vous chez M. Martin aîné. Madame Martin est une femme profondément religieuse et qui prodigue aux personnes qui tombent malades chez elle, les soins les plus touchants, les plus dévoués. J'ai entendu raconter à ce sujet, par des témoins oculaires, les choses les plus incroyables (1).

On ne fait que deux repas par jour à Contrexéville. Le déjeuner a lieu à dix heures et se compose d'œufs, de poisson, de viandes, de légumes, d'un entremets sucré et d'un dessert varié.

Le dîner est à cinq heures; il est invariablement composé d'un potage gras et de bœuf aux carottes, de poisson, de viandes et

(1) Depuis deux ans, le maire de Contrexéville a fait venir dans la commune une religieuse hospitalière pour le service des buveurs qui viennent à tomber malades pendant leur saison. C'est là une excellente pensée et une heureuse innovation. Le traitement annuel de cette sœur spéciale ne pouvant être couvert par le budget communal, la municipalité y pourvoit au moyen d'une petite loterie de bienfaisance.

de volailles rôtis, de légumes, de salade, d'entremets sucrés et de dessert.

Le pain et le vin sont à discrétion.

Il y a quelques hôtels dans lesquels le vin se paye à part. A l'*hôtel des Apôtres*, où j'étais descendu, le vin rouge est compris dans le prix de la pension. Les personnes qui boivent du vin blanc payent un supplément.

Le vin rouge est en général de mauvaise qualité et un peu acide. Le vin de Bordeaux est mauvais et fort cher. Quant au champagne, je l'ai trouvé détestable.

L'eau pure, servie sur la table, a un goût fort peu agréable à mon avis, et j'ai la prétention de m'y connaître et d'être gourmet *en eau*, buvant habituellement de l'eau à mes repas. A Contrexéville, je n'ai jamais pu la boire pure ; est-ce parce que j'en buvais trop le matin? Un de mes confrères, M. le docteur R..., qui était à Contrexéville en même temps que moi, buvait cependant cette eau sans répugnance et m'assurait qu'il ne lui trouvait aucun mauvais goût. J'ai essayé à plusieurs reprises d'en boire, je n'ai jamais pu y arriver sans être obligé de la couper avec un peu de vin. Quoi qu'on m'en ait dit, je la soupçonne d'être légèrement minéralisée.

Sur la table se trouvent des mets de toute sorte, des mets qui sont interdits aux goutteux et aux graveleux, et j'ai entendu formuler des reproches à ce sujet par quelques buveurs ; mais il n'y a pas à Contrexéville que des goutteux, que des graveleux, il y a des malades atteints de néphrites chroniques, de catarrhes de vessie, d'engorgement de la prostate, de constipation, etc., pour lesquels la sévérité du régime ne peut pas être la même que pour les malades dont je viens de parler. C'est ainsi que des plats d'oseille, des haricots verts, des asperges ; c'est ainsi que des fraises, des fromages à la crème, des plats fortement épicés ou très vinaigrés doivent être proscrits du régime des goutteux ou des graveleux, et peuvent être parfaitement permis à d'autres malades.

Il y a un régime très sévère à suivre pour les graveleux et pour les goutteux : pas de gibier, pas de charcuterie, pas de salaison, pas d'acides, pas d'épices, pas ou peu de viandes noires, pas de fruits acides, pas d'alcooliques, etc. ; j'en passe, bien entendu. Eh bien ! est-il possible qu'une table d'hôte soit privée de tous ces mets? Non, certes..., il faut que le malade (selon son genre d'affection) ait la force de s'interdire tel ou tel aliment à sa convenance, mais que la maladie dont il est atteint l'oblige à laisser de côté. Je sais bien que c'est une tentation de tous les moments, de tous les instants, une tentation à laquelle bien peu de malades peuvent et savent se soustraire complétement. Néanmoins, la guérison pour eux est à ce prix. Je n'ai rencontré à Contrexéville qu'un seul goutteux qui se soit soumis aveuglément au régime qui lui avait été prescrit depuis plusieurs années; il était mieux et n'avait pas eu d'accès de goutte depuis déjà longtemps. Il se privait d'épices, de charcuterie, de viandes noires, d'*alcooliques*, etc... Et cependant c'était un négociant en liquides, voyageant lui-même pour offrir ses produits, et qui, par conséquent, était sollicité à chaque instant dans les cafés et dans les cabarets où il descendait pour faire ses offres de service, d'accepter soit un verre de liqueur, soit une tasse de café, soit du cognac, soit du rhum, etc.; il refusait tout, et obtenait cependant de ses clients, avec leurs bonnes grâces, des commandes plus ou moins importantes. Il savait s'y prendre, et mettait religieusement sur le compte de son état de santé et de la prescription des médecins, son refus d'accepter quoi que ce soit. Il ne prenait jamais que de l'eau sucrée, lorsqu'il ne pouvait plus tenir aux sollicitations dont il était l'objet. Du reste, ce malade, qui avait les apparences de la santé la plus florissante mangeait peu, et restait toujours sur son appétit qui, me disait-il, était excellent. Il est de toute vérité, du reste, que le régime seul ne suffit pas pour éloigner la maladie, et qu'il y a beaucoup d'individus torturés par la gravelle et par la goutte qui n'ont pas fait d'écart de régime, mais qui ont seulement eu le tort immense de trop manger et de satisfaire complétement leur appétit.

J'ai trouvé beaucoup de gens qui ne comprenaient rien à ces exigences des médecins, et qui se récriaient, en disant : Quoi ! on nous impose des privations sur la qualité des mets, et cela ne suffit même pas; il faut encore nous priver sur la quantité. Mais c'est épouvantable !... Voyez donc, ajoutaient-ils, si les gens de campagne qui mangent si gloutonnement et en si grande abondance des mets grossiers ont la gravelle et la goutte? Non, peut-être, leur répondais-je, mais ils font un exercice considérable qui rétablit l'équilibre et qui s'oppose au développement de la diathèse urique.

Un médecin de Paris, dont tout le monde connaît le nom, est né de parents goutteux, et est goutteux lui-même. Par suite d'accès de goutte assez fréquemment renouvelés, il se trouva dans l'impossibilité de vaquer à ses occupations, de visiter ses malades. N'ayant pas de fortune, mais ayant une femme et des enfants, il vit bientôt que les effets de son état maladif devaient se faire terriblement sentir sur les siens. Homme de cœur et de dévouement, il eut bientôt pris son parti, il s'astreignit au régime et au genre de vie suivant. Tous les matins, à cinq heures, quelle que soit la saison, il se lève; quel que soit le temps, il sort et va faire une promenade de plusieurs heures; il rentre à sept heures et demie ou huit heures, mange un potage, se repose pendant une demi-heure, et sort à pied jusqu'à onze heures pour aller visiter ses malades. Il rentre alors et déjeune avec un plat de viande blanche et de légumes frais, et boit de l'eau. Il donne sa consultation jusqu'à deux heures; il sort de nouveau à pied et ne rentre qu'à cinq heures; il dîne avec un potage, un plat de viande, un plat de légumes et quelques fruits très mûrs, et boit de l'eau. Après son dîner, il sort encore à pied et rentre à neuf heures. Il se couche pour recommencer le lendemain le même genre de vie, le même exercice. Voilà dix ans qu'il s'est astreint à ce régime exceptionnel, et depuis lors, il n'a pas eu une seule attaque de goutte. Avis aux goutteux!

CHAPITRE V.

DES EXCURSIONS ET DES BUTS DE PROMENADE, POUR LES ÉTRANGERS QUI VIENNENT PRENDRE LES EAUX DE CONTREXÉVILLE.

A l'établissement d'eaux minérales de Contrexéville est annexé un parc magnifique d'une très vaste contenance, surplombé de coteaux boisés sur lesquels on a un accès facile. Dans ce parc, dont les allées spacieuses sont bordées de fleurs et de jolis arbustes, et où l'on trouve et du soleil et de l'ombrage pour ainsi dire à volonté, serpente une petite rivière sur laquelle sont jetés plusieurs charmants ponts de bois. Dans cette rivière peu profonde, vient s'écouler le trop-plein de la source du Pavillon, ce qui fait qu'on n'y rencontre pas de poisson. Les personnes peu valides ou très malades et qui craignent la fatigue, peuvent trouver dans le parc un espace assez étendu pour leurs promenades quotidiennes.

Celles, au contraire, qui sont douées d'une grande vigueur et qui désirent se livrer à un exercice plus considérable, peuvent entreprendre des courses à pied ou des excursions en voiture dans les environs de Contrexéville.

Voici en quelques mots quels sont ces buts d'excursion ou ces promenades.

Les excursions à pied peuvent se faire dans les plaines fertiles, les belles prairies, les sombres forêts ou les délicieux coteaux qui se rencontrent aux portes de Contrexéville.

Je recommande tout particulièrement les promenades de la Glacière et de Bellevue dans Contrexéville; la grande avenue du champ Calot, à travers les bois; le joli village de Dombrot à 3 ou 4 kilomètres environ de Contrexéville : on y arrive par une route magnifique,

Voilà raisonnablement tout ce que l'on peut entreprendre à pied, et encore les médecins de Contrexéville blâment-ils les malades d'entreprendre des courses quelquefois un peu trop longues et trop fatigantes.

Les excursions en voiture sont bien plus nombreuses et bien plus variées que celles que l'on peut faire à pied.

Il y a en première ligne le *Chêne des Partisans*, magnifique spécimen de végétation, puisque cet arbre n'a pas moins de 10 mètres de circonférence à hauteur d'homme. Il se trouve dans la superbe forêt de Saint-Ouen. C'est un but très fréquent d'excursions. Le Chêne des Partisans a des rivaux, mais qui sont loin de l'égaler. On montre à peu de distance de lui et dans la même forêt, deux autres arbres de la même essence, qui n'ont pas moins de 6 à 7 mètres de circonférence, qui sont de stature plus élevée et de plus grande vigueur que le Chêne des Partisans, dont une partie du branchage supérieur est déjà morte. Cette promenade dans la forêt de Saint-Ouen est à 14 kilomètres de

Contrexéville, et demande environ trois heures ou trois heures et demie, de sorte qu'en partant à onze heures, immédiatement après le déjeuner, on peut encore arriver à trois heures pour prendre soit un bain, soit une douche.

Il ne faut pas non plus négliger de visiter les curieuses houillères de Norroy et de Crainvilliers qui ne sont situées qu'à 12 kilomètres de Contrexéville, dans des vallons très pittoresques, et qui captivent vivement l'attention des étrangers.

Les gracieuses vallées de Bonneval et de Chèvre-Roche, à 14 kilomètres, ne doivent pas non plus être oubliées des amateurs de la belle nature.

Les étrangers peuvent encore se rendre à Mirecourt, à Neufchâteau, à Lamarche, s'ils ont quelques emplettes à faire.

Les forges de la Hutte et de Droiteval, à 22 kilomètres; les verreries et les tailleries de la Planchette, Lahochère et Clairfontaine, à 28 kilomètres, attirent aussi quelques visiteurs.

Enfin, il y a des touristes qui tiennent à aller contempler les ruines de la petite ville de Lamotte (Haute-Marne), près d'Outremécourt. Cette ville de l'ancienne Lorraine passait jadis pour imprenable, parce qu'elle était située au sommet d'un rocher escarpé; elle fut cependant prise en 1634, sur le duc de Lorraine par le maréchal de la Force : rendue au duc en 1641, elle fut reprise en 1645 par Nicolas de Villeroi, et rasée. Au siége de 1634, on fit pour la première fois usage de la bombe.

Le prix des excursions en voiture est, en général, très élevé à Contrexéville. J'engage les personnes qui voudraient aller faire quelques promenades, en louant une voiture, à débattre leur prix d'avance. Je leur conseille aussi de voyager toujours avec quelques-uns de leurs amis, ce sera beaucoup moins dispendieux.

CHAPITRE VI.

DES MALADIES QUE L'ON RENCONTRE LE PLUS FRÉQUEMMENT A CONTREXÉVILLE, ET DE LA GRAVELLE.

Un nombre assez restreint de maladies se trouve réuni à Contrexéville.

Les graveleux et les goutteux forment les neuf dixièmes des malades. On rencontre bien aussi quelques personnes atteintes de néphrite chronique, de catarrhe de la vessie, d'hématurie, d'engorgements de la prostate, quelques dyspeptiques, quelques malades affectés de constipation rebelle. On voit aussi quelques femmes atteintes de leucorrhées ou d'accidents du côté des voies génito-urinaires.

Je me contenterai de présenter quelques courtes réflexions sur les principales affections que je viens de mentionner.

Les graveleux affluent à Contrexéville, et il faut avouer qu'ils ont raison d'y venir, car tous ou presque tous y sont sinon guéris, du moins très notablement soulagés (1). Grâce à ma position de médecin, j'ai été dépositaire d'une foule de confidences, soit de la part des malades eux-mêmes, soit de la part d'un des médecins de la localité, et j'ai pu réellement me convaincre de l'efficacité certaine de ces eaux, non-seulement dans la *gravelle uri-*

(1) Nous avons entendu quelques personnes blâmer le jugement sévère et sinistre que l'honorable docteur Caillat a porté, l'an dernier, sur les eaux de Contrexéville, lorsqu'il a dit, à la page 73 de sa brochure sur la *Source des yeux aux bains d'Hercule* (en Hongrie) : « Je crois devoir faire remarquer ici que si, à Contrexéville, le traitement interne provoque assez souvent des accidents graves et même mortels, l'emploi des eaux à l'extérieur n'y est pas toujours entièrement innocent : Mme B... a amené, il y a deux ans, la perte complète d'un de ses yeux, par des lotions imprudentes pratiquées chaque jour à la source du Pavillon. » Le sens de cette phrase n'a pas été compris, selon nous. M. Caillat n'a point voulu du tout diffamer une source minérale qu'il a la mission de protéger, mais il a cru devoir appeler loyalement l'attention des buveurs sur les résultats déplorables que peuvent engendrer certains abus. Beaucoup de malades, en effet, sans avoir préalablement pris l'avis d'un médecin, font un usage immodéré de l'eau de Contrexéville, ou la boivent sans rime ni raison, obéissant à leurs seuls caprices. Or, l'eau de Contrexéville est un médicament sérieux et actif: bien administré, il soulage ou guérit; mal pris, il peut produire des effets fâcheux et entraîner des accidents. Voilà ce qu'a certainement prétendu dire M. Caillat, et s'il n'a pas développé davantage sa pensée, c'est qu'un sentiment de délicatesse professionnelle l'a retenu. Désintéressé comme nous le sommes dans la question, nous croyons pouvoir certifier que ce n'est point prendre un souci suffisant de sa santé que de se soumettre, sans prescription médicale, — surtout lorsqu'on est atteint de la gravelle, de la goutte ou d'une maladie des voies urinaires, — à un traitement dont l'apparente simplicité peut communiquer aux étrangers une confiance trompeuse dans les lumières qu'ils croient posséder. Dans ces sortes de choses, on n'est pas bon juge soi-même, quelque instruit que l'on soit, et si, comme l'a avancé M. Caillat, des accidents sont arrivés, c'est que des buveurs avaient trop présumé de leurs connaissances en médecine et de leur expérience en hydrologie.

que, mais encore dans les *gravelles d'oxyde cystique*, les *gravelles phosphatiques*, les *gravelles d'oxalate de chaux*, et les *gravelles d'oxyde xanthique*.

La *gravelle d'acide urique* est sans contredit la plus fréquente; c'est elle que l'on rencontre aussi le plus communément à Contrexéville.

En général, les malades qui en sont atteints ont mené joyeuse vie, ont aimé la table; ou bien ont eu une vie trop monotone, trop sédentaire, ont passé de longues heures à travailler dans leur cabinet.

Dans la gravelle d'acide urique, l'urine est rouge; le sédiment qu'elle laisse déposer après quelque temps de repos contient une grande quantité de cet acide.

Si l'urine possède le caractère acide, et que les sédiments déposés soient gris, roses ou briquetés, on a probablement affaire à de l'acide urique ou à un urate. De plus, si l'on soumet l'urine à l'examen microscopique, on y reconnaîtra un grand nombre de petits cristaux tantôt losangiques, tantôt rhomboïdaux. Il en est qui, plus volumineux que les autres, sont en forme de lancette; ils sont constitués par des fragments de prismes rhomboïdaux réunis. Du reste, les cristaux peuvent se grouper de différentes manières. On voit des groupes en étoile, en aigrette. L'acide urique se présente quelquefois sous la forme de cristaux rhomboïdaux, mélangés avec de la poudre amorphe. Les cristaux offrent souvent alors une échancrure à leurs deux extrémités, ce qui les fait ressembler à un osselet.

Tous ces cristaux sont jaunes, quelle que soit leur forme. L'acide urique est insoluble à froid et à chaud dans l'urine et les acides faibles. Il est soluble avec effervescence dans l'acide azotique concentré à chaud; le mélange prend à la fin une couleur pourpre : les cristaux d'acide urique donnent de l'urée par sublimation.

Les urates se rencontrent le plus souvent mêlés à l'acide urique dans la composition des calculs uriques : ce sont les urates d'ammoniaque, de soude, de potasse, de chaux. L'urate d'ammoniaque est le plus fréquent, l'urate de chaux le plus rare.

D'après M. Donné, au microscope l'urate d'ammoniaque se présente comme une poudre amorphe ramassée en petits pelotons, éparse dans le champ de l'instrument, ou bien encore ce sont des touffes, des barres formées par deux globules articulés.

Dans les dépôts d'urines acides, on rencontre des globules noirs qui se développent spontanément avec ou sans accompagnement de petits cristaux en forme d'aiguille et disposés en étoile; ce sont des urates d'ammoniaque acides ou neutres.

Les autres urates ont généralement des formes cristallines qui leur sont propres, mais ce qu'il importe principalement de constater, c'est la présence de l'acide urique. Or, tous les urates, peu solubles dans l'urine à froid, mais très solubles dans ce liquide à chaud, traités par les acides faibles, laissent déposer après quelques instants des lames rhomboïdales d'acide urique.

La *gravelle d'oxyde cystique* est de couleur jaune. La surface des graviers est mamelonnée: on dirait qu'ils sont formés de petits cristaux rassemblés sans ordre. Exposés à la flamme, ils brûlent en répandant une odeur très fétide. Insoluble dans l'eau et dans l'urine, l'oxyde cystique est très soluble dans les alcalis caustiques et dans l'acide chlorhydrique. Il cristallise sous forme de prismes hexaédriques transparents plus ou moins réguliers.

La *gravelle phosphatique* est quelquefois formée par des phosphates terreux : ce sont les phosphates de chaux, de magnésie, le phosphate ammoniaco-magnésien.

Les phosphates, avec excès d'acide, sont solubles dans l'urine; mais si, par une cause quelconque, l'acidité se trouve détruite, ces sels se précipitent et donnent naissance à des graviers.

Les graviers de phosphate ammoniaco-magnésien ne sont pas très rares, car j'ai pu voir à Contrexéville, pendant que j'y étais, trois malades qui en étaient atteints et qui les avaient rendus. Sous le microscope, le phosphate ammoniaco-magnésien, précipité des urines par le repos, se présente avec la forme de cristaux transparents prismatiques appartenant au type rectangulaire.

Dans l'urine, le phosphate de chaux se présente sous la forme d'une poudre amorphe.

Chez les trois personnes dont j'ai parlé, on pouvait parfaitement accuser le régime de la présence de cette gravelle phosphatique. Ils étaient tous gourmets et aimaient passionnément la table et les vins fins. Du reste, on admet généralement que cette sorte de gravelle, de même que la gravelle urique, se rencontre chez les individus qui se livrent à la bonne chère. L'ammoniaque, en saturant l'acide libre de l'urine, donne naissance à la gravelle phosphatique.

La *gravelle d'oxalate de chaux* est très rare.

L'oxalate de chaux paraît dans l'urine sous forme de petits cristaux grenus; sous le microscope, il est insoluble dans l'urine à froid et à chaud; il se dissout très difficilement dans les acides. Chauffé à la chaleur d'un chalumeau, il donne un globule blanc de chaux.

Cette gravelle se produit surtout chez les personnes qui font abus de l'oseille; il n'est cependant pas rare de rencontrer des individus qui, sous le prétexte de se rafraîchir, consomment des quantités considérables d'oseille; il faut les avertir du danger auquel ils s'exposent en faisant un abus immodéré de ce végétal. J'ai bien des fois entendu Magendie raconter qu'un ambassadeur, grand ami de la table, avait été envoyé en mission dans un pays où le goût de la bonne chère était très répandu. Il avait donné et reçu nombre de dîners officiels dans lesquels il s'était montré diplomate habile et gastronome raffiné. Une révolution survient et notre ambassadeur rentre dans la vie privée. Se souvenant qu'il a suivi un régime trop excitant, il veut y remédier par un régime qui le rafraîchira : en conséquence il prend la ferme résolution de manger à lui tout seul, et tous les jours, un grand plat d'oseille, et tient parole pendant plus de onze mois. Au bout de ce temps, il éprouve de la douleur dans les reins et dans les uretères et bientôt il rend un calcul unique d'oxalate de chaux. M. Magendie, comme on le pense bien, lui conseilla de renoncer à son singulier régime.

J'ai entendu récemment, dans une consultation où je me trouvais, émettre un singulier avis, c'est que les malades affectés de gravelle urique pouvaient impunément manger de l'oseille. Ils en seraient quittes alors, dis-je à mon confrère, pour échanger une gravelle d'acide urique contre une gravelle d'oxalate de chaux. Je ne sais pas trop et ne vois pas trop ce qu'ils gagneraient au change.

Les haricots verts doivent également être proscrits du régime des malades prédisposés à la gravelle, et surtout de ceux qui sont menacés de gravelle d'oxalate de chaux.

La *gravelle d'oxyde xantique* étant excessivement rare, je n'en parlerai pas.

A en croire les auteurs, on pourrait établir jusqu'à vingt espèces de gravelles en combinant tous ces produits entre eux. Je n'ai pas la prétention de les relater ici, car je ne veux que donner mes appréciations sur les eaux de Contrexéville dans le traitement de la gravelle.

J'ai dit un mot de l'étiologie de la gravelle, mais je dois ajouter, pour être vrai, qu'elle est entourée de beaucoup d'obscurités malgré les recherches incessantes des médecins et des chimistes. Il est bien vrai que les hommes y sont exposés bien plus que les femmes, ce qui tient sans doute non-seulement à la disposition de leurs voies urinaires, mais encore à une foule d'autres influences, à celle du régime, du genre de vie, des habitudes, etc.

Les climats humides et tempérés semblent favoriser la production de la gravelle. A Tours, il y a énormément de graveleux; il est vrai qu'à la douceur du climat on peut encore invoquer comme cause l'abus de la bonne chère.

En Allemagne, en Hollande, en Angleterre, la gravelle est très commune; sous les tropiques elle est à peu près inconnue.

Les habitudes sédentaires prédisposent à cette affection, ce qui explique comment tant d'ecclésiastiques, tant de religieux dont la vie est sobre et austère, sont atteints de la gravelle. La nécessité de séjourner longtemps dans le confessionnal, la récitation de leur bréviaire, la préparation de leurs instructions ou de leurs sermons, les contraignent à rester presque constamment assis et à ne pas faire d'exercice; il y donc chez eux : *excès de recettes sur les dépenses*, et alors éclate la maladie dont je m'occupe en ce moment; et ainsi s'explique l'innombrable quantité de prêtres que l'on voit affluer à Vichy, à Contrexéville, etc. J'ai entendu dire que là n'était pas la seule raison, et que beaucoup d'entre eux aimaient et recherchaient, la bonne chère... Eh, mon Dieu ! quand cela serait, pourquoi leur en faire un crime ou un reproche : n'est-ce pas là leur seule, leur unique jouissance? Fermons donc les yeux et ne voyons que les habitudes sédentaires.

L'*hérédité* joue un grand rôle dans l'étiologie de la gravelle, car cette transmission est un fait incontestable... Mais comment a-t-elle lieu? Ici je m'arrête, parce que je ne saurais donner une bonne raison.

Lorsqu'un malade doit être atteint de la gravelle, il ressent plus ou moins longtemps avant son apparition des fourmillements, des douleurs obtuses et même parfois lancinantes dans la région du rein. Les urines qu'il rend sont rouges et parfois sédimenteuses. Ces phénomènes précurseurs ne sont pas constants, et je me rappellerai toujours un jeune Anglais que j'ai mené avec moi à Contrexéville et qui, en parfaite santé, fut pris brusquement un jour, sur le pont de Tours, d'une colique néphrétique telle qu'il put à peine gagner son hôtel, soutenu par sa sœur. Il fut pendant douze heures en proie aux plus terribles souffrances, il eut des nausées et des vomissements très abondants, une envie presque incessante d'uriner, et la rétraction du testicule droit, la colique siégeant à droite. Le lendemain, il rendit une énorme quantité de sable rouge très fin, très délié, et le surlendemain tout était rentré dans l'ordre. Les eaux de Contrexéville lui firent infiniment de bien; il n'a rien éprouvé depuis.

Lorsqu'au lieu de rendre du sable, les malades rendent des graviers plus ou moins volumineux ayant des aspérités, ils ont dans leurs crises la conscience d'un corps étranger qui descend dans l'uretère en le déchirant: parfois même il y a hématurie. Le gravier tombe dans la vessie, et ou il est chassé par les contractions énergiques de cet organe, ou il reste et devient le noyau d'un calcul vésical qu'il faudra plus tard broyer ou extraire.

Le traitement de la gravelle est d'abord tout médical. Le premier soin du médecin traitant un malade atteint de gravelle doit être d'éloigner les causes qui ont donné naissance à la maladie.

Avant qu'on connût l'acide urique, l'expérience avait démontré qu'une nourriture trop substantielle prédisposait aux affections calculeuses; aussi les médecins recommandaient-ils aux malades l'abstinence des viandes et l'usage d'aliments empruntés au règne végétal. Les effets salutaires de ce régime se comprennent facilement aujourd'hui. On a observé que les herbivores ont dans l'urine une grande partie d'urée, composé très soluble; les carnivores, au contraire, ont leur urine chargée principalement d'acide urique. Magendie a prouvé par ses expériences sur les animaux qu'en variant leur régime on pouvait donner naissance, à volonté, tantôt à de l'urée, tantôt à de l'acide urique. Un médecin distingué, M. le docteur Chossat, en répétant les mêmes expériences sur lui-même, a démontré que les choses ne se passaient pas autrement chez l'homme : l'urée étant très soluble dans l'urine, et l'acide urique l'étant au contraire très peu, il importe beaucoup de remplacer celui-ci par la première chez les individus menacés ou atteints de gravelle urique.

Les préparations alcalines, les eaux alcalines ont été très vantées dans le traitement de la gravelle urique, aussi le bicarbonate de soude et les eaux de Vichy ont-ils joui d'une immense faveur. Que de graveleux vont à Vichy!... et combien peu en reviennent guéris ou même soulagés ! C'est à Contrexéville qu'on peut juger de ce résultat.

M. Bonjean, pharmacien à Chambéry (département de la Savoie), frappé de l'action bien connue de certaines eaux *silicatées alcalines* dans le traitement de la gravelle urique, supposa qu'un *silicate de soude soluble* pourrait être avantageusement substitué aux autres substances alcalines employées jusqu'alors dans le même cas.

Après des recherches minutieuses, il finit par obtenir un *silicate de soude cristallisé et très soluble* dont il fit l'essai sur lui-même à la dose de 10 à 25 centigrammes par jour. Ses urines, qui déposaient alors une assez grande quantité d'acide urique, devinrent bientôt alcalines, puis ne laissèrent plus rien déposer après quelques jours de l'usage de ce sel.

MM. les docteurs Dubouloz, Jarrin et Perrotino, en Savoie, Pétrequin et Soquet, à Lyon, etc., essayèrent le *silicate de soude* seul d'abord dans la gravelle et la goutte, puis associé aux extraits hydro-alcooliques d'aconit et de colchique, et enfin au *benzoate de soude*.

Les résultats furent des plus satisfaisants, et des expériences excessivement concluantes ayant été faites pendant plus de dix ans, M. Bonjean publia, en 1856, dans les journaux de médecine français et sardes, ses procédés et ses formules, sous le nom de *préparations dialytiques*.

J'avoue m'être servi avec un très grand avantage des préparations dialytiques (benzoate et silicate de soude) chez quelques malades atteints de gravelle unique, en attendant que je puisse les envoyer à Contrexéville. L'urine est devenue en très peu de temps alcaline, et il ne s'est pas produit le plus petit accident.

L'usage longtemps continué du bicarbonate de soude et des

eaux alcalines, telles que celles de Vichy, ne sont pas sans danger. Les eaux de Contrexéville, au contraire, ne donnent jamais lieu au moindre inconvénient, et peuvent être supportées par toutes les constitutions; et, de plus, elles conviennent à toutes les espèces de gravelle, tandis que les eaux de Vichy, applicables à la gravelle d'acide urique, sont nuisibles aux autres variétés de la gravelle, et notamment à la gravelle phosphatique. Contrexéville possède enfin un avantage précieux pour beaucoup de malades peu favorisés par la fortune : toutes les dépenses y sont, en général, moins élevées qu'ailleurs (1).

Du reste, je m'en rapporte à ce qui m'a été dit. Que de malades m'ont confessé avoir été à Vichy pendant plusieurs années de suite sans en retirer le plus léger bénéfice, tandis que depuis qu'ils fréquentaient Contrexéville, ils avaient obtenu des résultats merveilleux ! Je n'aurais que l'embarras du choix s'il me fallait citer des noms propres, et je pourrais relater les très remarquables observations d'un jeune banquier d'Abbeville, d'un gentilhomme de Nantes, d'un notaire de Paris, d'un rentier de Versailles, d'un entrepreneur de Paris, d'un grand

(1) Lorsque chaque buveur consulte son budget et calcule la somme des dépenses qu'il peut faire pendant la saison, il fixe par anticipation le chiffre des honoraires qu'il offrira à son médecin. Le client est souvent très embarrassé, car il n'ignore pas qu'il entre dans le ministère du médecin des éléments inestimables, — le dévouement et la science, — et que ces éléments n'ont pas d'équivalent pécuniaire. L'honoraire est une rémunération d'un ordre exceptionnel et supérieur inspirée par le souvenir d'un bienfait et dispensée par la gratitude; il n'est soumis à aucune réglementation, échappe à tout tarif, et n'est pas avili par une taxation légale. D'après ce que j'ai vu l'an dernier, les buveurs suivent une routine traditionnelle : les honoraires médicaux sont de 40 francs pour les personnes dans l'aisance, de 30 francs pour d'autres moins fortunées, et de 20 francs pour une classe beaucoup plus modeste de malades. Les opérations, les analyses chimiques *répétées*, les soins *particuliers* pour une affection accidentelle, les longues consultations écrites, les conseils *en dehors* de la saison proprement dite se reconnaissent à part, et leur prix vient s'ajouter alors à la rémunération quasi-officielle dont nous venons de trahir les chiffres, et qui est en honneur depuis longtemps dans le pays.

Il se trouve chaque année à Contrexéville de riches étrangers ou quelques malades que leur nom aristocratique, l'élévation de leur rang ou l'importance de leur fortune obligent à ne point s'astreindre aux usages reçus; l'imprévu alors n'a point de limites précises, et nous avons ouï parler de plus d'une *aubaine* arrivée de la sorte à nos confrères. En défalquant ces honoraires exceptionnels, nous croyons savoir qu'ils touchent en moyenne 34 francs par buveur. Au Mont-Dore, aux Eaux-Bonnes, à Cauterets, à Aix (en Savoie), etc., la moyenne est plus forte et oscille entre 40 et 50 francs.

nombre de prêtres et de religieux de plusieurs parties de la France, de plusieurs médecins, de beaucoup d'officiers qui avaient tous été désappointés en fréquentant les eaux de Vichy, et qui avaient trouvé un amendement des plus notables, et même une guérison à des coliques néphrétiques abominables qui les torturaient habituellement plusieurs fois par an. Mon rôle est celui d'historien et d'historien impartial; je dois donc dire ce que j'ai vu, ce que j'ai observé, et raconter aussi ce qui m'a été confié. J'ai plus de foi en ce que j'ai vu qu'en ce qui m'a été dit par des hommes étrangers à ma profession, parce que plusieurs ont peut-être exagéré leurs récits, et n'ont peut-être pas mieux demandé que de me faire plaisir en ayant le soin d'applaudir à la détermination que j'avais prise de venir à cette station d'eaux minérales plutôt qu'à Évian, qu'à Vichy, etc.

Pourquoi les eaux de Contrexéville sont-elles donc si efficaces dans la gravelle? Il est assez difficile de s'en rendre compte, car leur minéralisation, comparée à celle de Vichy, est fort peu considérable... Elles agissent, non pas en dissolvant, non pas en désagrégeant les calculs comme Petit l'a prétendu pour les eaux de Vichy, mais elles agissent par une sorte de lixiviation en entraînant les graviers, en déblayant, en lavant les reins, les uretères et la vessie. On ingurgite dans ce but, à Contrexéville, de grandes quantités d'eau. Les graveleux ne prennent pas moins de dix à douze verres d'eau minérale tous les matins, de quart d'heure en quart d'heure, ou de vingt minutes en vingt minutes, suivant qu'elle passe bien ou qu'elle fatigue l'estomac. Dès que le cinquième ou le sixième verre a été ingéré, des envies impérieuses d'uriner se font sentir et demandent à être satisfaites immédiatement. Il est impossible de dire et de soupçonner quelle quantité d'urine est rendue pendant l'espace de cinq à six heures, on urine tous les quarts d'heure ou au moins toutes les demi-heures, et l'on rend certainement une bien plus grande quantité d'urine que l'on a ingéré d'eau. A la fin, l'urine passe claire, limpide et incolore. On dirait de l'eau minérale n'ayant subi aucune altération.

L'action des eaux de Contrexéville ne se porte pas seulement sur les reins; il est rare qu'au bout de quatre à cinq jours, quelquefois plus tôt, elle n'amène pas plusieurs évacuations alvines séreuses. Quelques personnes sont même superpurgées. Je me rappelle avoir vu la femme d'un avoué, qui était venue à Contrexéville pour des coliques hépatiques. La première fois qu'elle but à la source du Pavillon six verres d'eau, elle eut dix à douze exonérations intestinales!

Les sujets chez lesquels il existe une constipation rebelle et opiniâtre, prennent habituellement de la magnésie anglaise dans le premier verre d'eau minérale qu'ils ingurgitent le matin à jeun. Je n'ai jamais vu prescrire dans ce cas d'ajouter du sucre à l'eau; c'est cependant une condition indispensable si l'on se rappelle que la magnésie contient souvent, très souvent, trop souvent même de la chaux caustique, qui n'est pas sans inconvénient lorsqu'elle est mise en contact avec la muqueuse de l'estomac. L'addition du sucre dans ce cas donne lieu à un sucrate de chaux qui est complétement inerte, et qui alors ne peut occasionner de désordres gastriques. Ce que je dis là ne paraîtra peut-être pas digne d'un bien grand intérêt, d'une sérieuse importance pour beaucoup de praticiens : je le sais, mais je n'en suis pas moins d'avis qu'il ne faut jamais dédaigner les plus petites choses quand elles peuvent tourner au profit des malades, car c'est ainsi que l'on tend à arriver à la perfection.

Les graveleux, ai-je écrit, ingèrent le matin dix à douze grands verres d'eau; aussi ne boivent-ils plus dans la journée d'eau minérale.

De deux à cinq heures, ils prennent, suivant la gravité de leur état et d'après la prescription du médecin auquel ils se sont adressés, soit un bain d'eau minérale à 28 ou 30 degrés centigrades, soit une douche à 11, 20 ou 25 degrés.

Les hommes jeunes et vigoureux se trouvent mieux de la douche que des bains, et je les engage à prendre trois douches de suite contre un bain. Ceux qui sont un peu plus faibles, un peu plus âgés, devront alterner et prendre le premier jour un bain d'une heure, et le lendemain une douche d'un quart d'heure sur les reins. Quelques malades irritables, impressionnables, ne devront même prendre de douche que tous les trois ou quatre jours.

La douche jouit d'une efficacité réelle, incontestable; elle fait rendre du sable en notable quantité à ceux qui se sont soumis à son action. Pendant ma saison de vingt et un jours à Contrexéville, je n'ai pris que deux bains et dix-huit douches. Les douches me faisaient et m'ont fait un bien infini. Je rendais après chaque douche, dans la nuit, des quantités fabuleuses de sable rouge, très fin, très délié.

Tous les malades jeunes et valides avec lesquels je me suis trouvé en rapport à Contrexéville ont suivi mes conseils et imité mon exemple : ils ont abandonné et déserté les bains pour prendre des douches, et ils en ont retiré d'excellents résultats. MM. R..., de la F..., M..., B..., A..., D... m'en ont adressé de sincères et chaleureux remercîments. L'un de ces malades, M. R..., habite Tours, je le vois souvent comme médecin et comme ami, il ne s'est jamais mieux porté et bénit les douches de Contrexéville.

Après être sorti du bain, ou bien après avoir reçu une douche, il faut s'essuyer le corps avec un linge chaud et un peu rude; puis on s'habille rapidement et l'on va faire dans le parc si le temps est beau, ou sous les galeries de l'établissement si le temps est pluvieux, une promenade de dix à vingt minutes.

La douche imprime à tout l'organisme une sensation de bien-être qu'il est difficile de pouvoir décrire. En venant de recevoir une douche, on se sent frais, vigoureux, dispos, et ce bien-être se prolonge pendant longtemps.

Les conseils que je formule ici relativement à l'usage quotidien de la douche pour les graveleux n'étaient pas mis en pratique à Contrexéville avant que j'y allasse. Les médecins se contentaient de faire alterner les bains avec les douches ; mais, ayant acquis la conviction du peu d'efficacité des bains eu égard à la puissance de la douche qui fouette les reins et les force pour ainsi dire à expulser les graviers qu'ils contiennent, je n'ai pas hésité à exprimer hautement ma manière de penser et à la faire adopter non pas aux médecins qui n'accueillent pas toujours facilement ce qui vient des autres, et qui même y voient des dangers, dangers imaginaires selon moi, dangers sur lesquels ils ne s'expliquent pas, mais aux malades, qui n'avaient pas de peine à voir et à constater que toutes les fois qu'ils recevaient une douche, ils rendaient du sable, tandis que, lorsqu'ils prenaient un bain, ils n'en rendaient pas. Je tiens donc beaucoup à cette médication héroïque dans le traitement de la gravelle, et je la recommande à mes confrères, parce que je lui crois une très grande puissance et que je l'ai expérimentée non-seulement sur moi, mais sur un certain nombre de malades que j'ai facilement amenés à suivre mes conseils et mon exemple. Et aucun d'eux n'a eu d'accidents, mais tous, au contraire, en ont été notablement soulagés.

Loin de moi la pensée de jeter du blâme sur les médecins de Contrexéville. Personne ne rend plus hommage au mérite et à la prudence de MM. Legrand du Saulle et Caillat que moi ; mais il est permis, dans une maladie comme la gravelle, d'essayer, d'innover et de faire en sorte de rendre le traitement plus actif, plus énergique et plus prompt. Je suis convaincu, d'après ce que j'ai pu observer, qu'en faisant administrer la douche tous les jours aux malades jeunes et robustes atteints de gravelle, on pourra ne les faire séjourner qu'une demi-saison à Contrexéville et qu'on les mettra suffisamment à l'abri des accidents et des crises de coliques néphrétiques s'ils veulent être sages, sobres et prudents. Quelle bonne fortune pour les malades !...

Je n'ai jamais manqué, en conseillant la douche tous les jours aux graveleux avec lesquels je me suis trouvé, de leur dire que cette manœuvre thérapeutique les exposait à contracter des hémorrhoïdes ; cela ne les a pas arrêtés.

J'ai été surpris de la facilité avec laquelle des graviers énormes, de la grosseur d'un bon pois, hérissés de pointes et d'aspérités sont rendus à Contrexéville. Tous les matins, aux abords de la source du Pavillon, les malades font voir à leur médecin les graviers qu'ils ont rendus, soit pendant la nuit, soit dans la matinée, et le médecin les montre avec plaisir, avec ostentation, aux nombreux curieux qui se pressent autour de lui. J'ai vu des graviers qu'un colonel avait rendus et qui étaient réellement très volumineux et très aigus ; ils avaient été expulsés presque sans souffrance.

Il est rare, à Contrexéville, que des graviers même très considérables ne passent pas par les voies urinaires sans le secours des instruments et sans l'intervention chirurgicale ; et je puis affirmer qu'il ne se rencontre peut-être pas par saison un seul cas nécessitant l'extraction d'un de ces calculs arrêté dans le trajet du canal de l'urèthre. On ne saurait se figurer l'activité que ces eaux impriment aux voies urinaires, et la force de contraction dont elles sont douées sous leur influence.

Aux graveleux qui ont fait une saison à Contrexéville je recommanderai de faire, en octobre ou en novembre de chaque année, une saison de quinze jours, en buvant chez eux, chaque matin à jeun, une bouteille d'eau de Contrexéville. Ils n'auront qu'à se louer de ce complément de traitement.

Que ceux qui se seront bien trouvés d'une première saison faite à Contrexéville ne négligent pas d'en aller faire une seconde et même une troisième. Leur guérison est souvent à ce prix.

Que le régime dont j'ai parlé avec détail soit minutieusement, religieusement même suivi par eux, s'ils veulent réellement recueillir les fruits de leur traitement minéral.

C'est de l'ensemble de tous ces moyens que naîtra, sinon la guérison toujours, du moins une amélioration presque constante.

CHAPITRE VII.

DE LA GOUTTE (1).

La *goutte* est une affection diathésique qui n'apparaît *jamais* sans phénomènes prémonitoires, bien différents en cela du rhumatisme articulaire dont l'invasion est souvent brusque et soudaine.

On remarque du côté des facultés intellectuelles, chez un malade qui est sous l'imminence d'une attaque de goutte, un grand abattement, de fréquents assoupissements et des bâillements. Le sommeil est agité et troublé par des cauchemars, une lassitude générale se fait sentir. Les fonctions digestives laissent à désirer; l'appétit est irrégulier, tantôt excessif, tantôt nul. Les malades ont parfois une sécrétion de salive abondante, ils se plaignent après le repas d'ardeur à la gorge, de froid à l'épigastre, de malaise, de dyspnée, etc. Il se manifeste des vomissements; et par suite du gonflement des veines hémorrhoïdales. la constipation devient rebelle, opiniâtre, et lorsque la défécation a ce-

(1) Extrait d'une brochure publiée par M. Legrand du Saulle, d'après les leçons du professeur Trousseau. — Paris, 1861.

pendant lieu, elle est difficile et excessivement pénible et même douloureuse. L'urine est rare et très foncée en couleur; elle laisse souvent déposer ou des cristaux d'acide urique ou des sédiments briquetés qui se fixent et adhèrent aux parois du vase. L'irritabilité des voies urinaires a été signalée par la plupart des observateurs comme un des signes précurseurs les plus habituels et les plus certains. « Les urines, dit Ambroise Paré, seront » trouvées subtiles et de couleur citrine, et tellement âcres » qu'elles offensent le conduit urinal. »

La peau est sèche, il y a, dans quelques cas, une démangeaison générale, mais bornée le plus souvent au périnée. Des tiraillements et des crampes se font sentir du côté des reins, des membres, tant supérieurs qu'inférieurs, et principalement de la région ou de la partie que l'accès de goutte va frapper. Il y a de la toux et une expectoration muqueuse, une espèce de sensation fébrile universelle, du refroidissement des extrémités, des bouffées de chaleur à la face, des bourdonnements d'oreilles, et parfois une ophthalmie catarrhale, ophthalmie que Morgagni, Scudamore, MM. Trousseau, Galtier Boissière, etc., etc., ont observée et ont éprouvée eux-mêmes (1).

Les goutteux, aux approches d'une attaque, sont taciturnes, moroses, et présentent des caractères de nervosité, d'excitabilité, comparables aux changements subits de caractère que l'on observe chez les femmes qui sont placées sous l'influence du flux cataménial.

Il existe un signe très voisin de l'attaque et qui fait très rarement défaut, je veux parler du développement, du gonflement et de la plénitude des veines du membre qui va être affecté. Ces vaisseaux se dessinent en lignes plus ou moins noires, sur un fond bleuâtre, donnant une couleur foncée à la peau. Il se manifeste en même temps une difficulté et une roideur dans le mouvement du membre, une faiblesse et une sensibilité exagérées des articulations, et même des picotements aux orteils et aux doigts.

Avant la première attaque, tous les phénomènes prémonitoires

(1) M. le docteur Galtier Boissière a publié, d'après sa propre observation, un excellent ouvrage : *De la goutte; de son traitement préventif, palliatif et curatif.* — A la librairie Victor Masson, place de l'Ecole-de-médecine.

passent fréquemment inaperçus, et les malades n'en continuent pas moins leurs affaires. Ils se couchent un soir, plus vifs (*alacriores*), plus gais, plus heureux, mieux portants en apparence que les jours précédents, et entre minuit et trois heures du matin, ils sont tout à coup réveillés par une souffrance qui soixante ou soixante et dix fois sur cent, siége, *dans ce premier accès*, au gros orteil de l'un des pieds. La douleur ressemble d'abord à toute espèce de douleur, mais bientôt, selon la pittoresque expression de Scudamore, *articuli dislocati sunt*. La simple sensation de roideur, de pesanteur, de chaleur qui avait été perçue la veille et l'avant-veille, se change en celle d'une constriction violente, avec élancements et pulsations, puis en celle de brûlure et dilacération. Boerhaave n'a-t-il pas dit : « *Dolor adest, tensivus, dilacerans, coarctans, increscens sensim, decrescens iterum, cum madore, rubore, tumore?* »

Les pauvres malades ne trouvent pas d'expressions assez énergiques pour décrire leurs souffrances; ils les comparent à un clou pénétrant dans les articulations, à une tenaille pressant leurs membres, à un broiement entre deux pierres, aux morsures d'un chien. Quelques-uns diront qu'il leur semble qu'on laisse tomber sur leur pied de l'huile bouillante; d'autres avanceront que c'est de l'eau tiède, ceux-ci de l'eau glacée.

Jusqu'à cinq ou six heures du matin (*cantu galli*) le mal va ainsi en augmentant au milieu de l'insomnie, de l'inquiétude et de la fièvre. Assez souvent entre six et sept heures du matin, une douce transpiration survient, l'acuité des symptômes diminue, et le pauvre patient, dont la fatigue est extrême, peut s'endormir de nouveau. Dans les cas les moins graves, surtout dans les premières attaques, ces souffrances décroissent, se suspendent un peu ou tout à fait pendant le jour, et ne redeviennent plus ou moins violentes que de minuit à six heures du matin, puis il en est ainsi pendant plusieurs jours. Mais quand les attaques ont une très grande intensité, il y a à peine quelques instants de rémission le matin, et la soirée n'est pas encore venue que déjà l'exaspération de la douleur réapparaît!

L'orteil se colore peu à peu; *il devient luisant comme une pelure d'oignon* (Trousseau) *et rouge comme les pétales d'une pivoine.* Cette teinte ne s'observe jamais dans le rhumatisme articulaire. Si l'on touche du bout du doigt le sommet de l'articulation malade, on détermine une atroce souffrance, et si l'on promène sa main sur tout le pied pour chercher à délimiter le siége du mal, on ne tarde pas à reconnaître de l'œdème au cou-de-pied. La coloration devient ensuite moins foncée; la teinte, si vive la veille ou l'avant-veille, pâlit ; la douleur diminue, mais l'œdème va en augmentant, puis l'accès cesse et tout disparaît. Les articulations restent cependant roides et molles pendant quinze ou vingt jours; elles manquent de souplesse, de flexibilité, et les malades disent qu'ils ont des *jambes de laine*, qu'ils ont la marche incertaine, et qu'il leur semble que leur chaussure est de beaucoup trop large.

Tel est l'exposé succinct et rapide de l'attaque de goutte frappant brusquement un sujet jeune encore et vierge de toute manifestation goutteuse. Mais il reste à mentionner qu'il s'effectue une *desquamation de l'orteil* suivie d'un peu de *démangeaison*, et qu'il est rare que l'explosion initiale de la maladie s'attaque à deux jointures à la fois; plus tard il n'en sera plus de même.

Lorsqu'une articulation se guérit, qu'une autre devient malade, et que plusieurs articulations sont ainsi successivement atteintes, une série de phénomènes analogues aux précédents s'établit, et les accès peuvent ainsi se prolonger pendant des mois, c'est là ce que Sydenham appelait la *chaîne des accès*.

La goutte aiguë avec succession de paroxysmes débute de la même manière que le premier accès dont j'ai essayé de donner un aperçu. Seulement, lorsque les malades ont été une ou plusieurs fois aux prises avec la goutte, les signes précurseurs éveillent tristement l'attention, et les infortunés patients n'ont que trop la conscience du malheur qui les attend.

On observe un certain nombre d'accès de goutte dans le mois de mars. Est-ce parce que les malades ont pris très peu d'exercice pendant l'hiver, ou bien est-ce parce qu'ils ont mangé trop de viande et très peu de légumes frais ou de fruits? Cela serait possible, si le mois de novembre n'était pas également fertile en accidents du même genre.

On peut affirmer que l'accès ou la chaîne des accès est d'autant plus longue que le sujet est moins jeune et que le temps qui s'est écoulé depuis la crise antécédente a été plus considérable.

Habituellement, après la cessation de la goutte aiguë, la plénitude de la santé reparaît, mais la règle souffre des exceptions, et j'ai vu à Contrexéville des goutteux qui conservaient depuis leur première attaque, des engorgements articulaires que je ne crains pas de regarder comme incurables.

La goutte régulière chronique se déclare d'ordinaire dans l'âge de retour. Cependant, si des accidents aigus sont survenus chez un malade encore très jeune, il n'est pas extraordinaire, par exemple, de le voir en proie, à trente-cinq ou quarante ans, à toutes les manifestations habituelles de l'état chronique, surtout si le sujet a manqué de patience, s'il a trop tracassé sa goutte, s'il en a prématurément supprimé les évolutions, et s'il n'a point observé les conditions d'hygiène, de régime et de diète dont j'ai déjà parlé d'une manière générale dans ma première partie, et dont je parlerai encore dans un instant.

La goutte peut se montrer à tous les âges. Scudamore, Ettmuller, Morgagni, Sydenham, MM. Trousseau et Legrand du Saulle, ont vu de véritables accès de goutte chez des enfants de six, sept, huit, dix, quinze ans. A Contrexéville on voit de petits garçons de sept à huit ans affectés de goutte, de même que j'y ai rencontré trois ou quatre petites filles âgées de six à dix ans atteintes de gravelle.

Les hommes sont plus sujets à la goutte que les femmes : mais dans le grand monde on rencontre un certain nombre de femmes et même de jeunes filles atteintes de la goutte.

Les attaques répétées, les paroxysmes renouvelés à courte échéance, et frappant successivement deux, trois, quatre, cinq, ou six articulations, finissent par porter de rudes coups à l'économie, par amener un certain état de faiblesse, et par déterminer une altération générale de la santé. A la suite des petits accès enchaînés, on voit survenir aux genoux, aux poignets, à l'articulation du cou-de-pied, des engorgements simulant les tumeurs blanches. La roideur des jointures qui persistait peu de temps après l'attaque aiguë ne se dissipe plus ou ne disparaît qu'incomplétement; le gonflement des tissus reste tenace, et les jointures sont volontiers le siége d'une chaleur incommode, d'une sensation de pesanteur ou d'engourdissement.

Il se produit souvent, chez les goutteux, un phénomène extrêmement douloureux, je veux parler des crampes et des convulsions des tendons et des muscles. Les souffrances auxquelles elles donnent lieu sont si fortes, qu'il serait impossible de les endurer pendant un certain temps : heureusement elles sont fugaces et passagères.

Les gaînes tendineuses et les capsules synoviales que la goutte aiguë avait respectées, finissent quelquefois, dans la goutte chronique, par devenir le siége du mal, et il s'y produit des concrétions tophacées.

La goutte est une diathèse, je l'ai déjà dit, et elle est la seule dans laquelle on rencontre des tophus. Il se développe sur les parties latérales des articulations des orteils ou des doigts, de petites protubérances, des saillies non arrondies, bosselées, qui déforment ces articulations et les déjettent quelquefois de manière à luxer les doigts ou les orteils. Ces tophus sont composés d'urate de chaux et de phosphate calcaire.

Lorsque les tophus restent longtemps, ils usent la peau, et alors es malades font sortir la craie qui y était contenue. Ces tophus ne siégent pas toujours dans les articulations, ils sont quelquefois sous-cutanés. M. R..., négociant, pendant son séjour à Contrexéville, me montra un tophus sur la main droite, dont je voulus le débarrasser. Il n'osa jamais y consentir, quoique sa présence en cet endroit lui fût des plus désagréables.

A quelle époque surviennent les tophus ? Ils se forment en général dans l'intervalle des attaques, lorsque le paroxysme vient de cesser, et non pas pendant les accès, comme on l'a prétendu.

Stoll avait entrevu la *goutte larvée*. Dans une famille de goutteux, par exemple, ne rencontre-t-on pas fréquemment quelques-uns des membres atteints, soit d'asthme, soit d'érysipèles périodiques, soit de calculs biliaires, soit de gravelle, soit d'épistaxis, soit de migraines, etc., etc.? Récamier avait très bien vu et parfaitement indiqué la fréquence de la migraine chez les goutteux, et surtout l'alternance de la migraine et de la goutte, ou de la goutte et de l'asthme. Qui de nous n'a pas observé des malades sur lesquels il peut voir alternativement se produire soit des phénomènes de goutte, soit des symptômes d'asthme, soit enfin des coliques néphrétiques? Dans ces cas-là, les maladies ne marchent pas concomitamment. Y a-t-il un mouvement fluxionnaire du côté des articulations, les patients respirent alors librement ; au contraire, y a-t-il un accès d'asthme, les articulations deviennent libres ; puis, si une colique néphrétique apparaît, la respiration se fait à merveille et les jointures cessent d'être envahies.

« Il y a vraiment, dit le professeur Trousseau, des alternatives bizarres ; elles ne sont peut-être qu'apparentes, mais on les a rattachées à la goutte larvée. L'asthme n'est pas la seule manifestation de ce genre, et dans plus d'une occasion, vous observerez des affections dartreuses, l'eczéma et le lichen chronique alternant avec les expressions symptomatiques de la podagre. »

Scudamore fait observer que « l'état de la constitution dans la goutte chronique embrasse une variété de symptômes qui sont modifiés par le tempérament, les habitudes du malade, par la situation et le degré de l'affection locale, et aussi par la nature et le siége des dérangements des viscères. Les anomalies qui en résultent souvent, et qui dépendent en partie des causes internes et en partie des souffrances des tissus entrepris, sont tellement nombreuses, que, selon toute probabilité, nulle description quelque étendue qu'elle fût, ne pourrait comprendre tous les symptômes ni en faire une esquisse générale. »

Lorsque, en effet, la goutte a duré très longtemps, qu'elle a été mal soignée, que les malades ont été soumis à des déplétions sanguines ou à l'usage intempestif du bicarbonate de soude, de l'eau de Vichy ou des préparations de colchique, on voit survenir la goutte viscérale dite répercutée, c'est-à-dire une évolution imparfaite de la goutte, mais dont la persistance et la gravité sont extrêmes.

La maladie de Bright, l'hydro-pneumo-thorax, le catarrhe chronique, les phénomènes congestifs du côté de la poitrine, les épanchements pleurétiques, se rencontrent très fréquemment chez les goutteux. M. le professeur Rayer a, depuis longtemps, appelé l'attention sur l'albuminurie à la période chronique de la goutte, et tous ceux qui ont donné des soins à des goutteux ont pu vérifier ce fait.

Les causes auxquelles on peut attribuer l'invasion de la goutte sont multiples. Selon Sydenham, « les individus qui sont le plus exposés à contracter cette affection, ont de bons principes de vie ; il sont en général doués de muscles puissants, ont une grosse tête, de larges épaules, une poitrine saillante et un abdomen proéminent ». On rencontre cependant quelques goutteux maigres et fluets, mais parmi eux plusieurs auront été auparavant pléthoriques et obèses, et l'hérédité aura fortement agi sur les autres.

Quelle grosse et capitale question que celle de l'hérédité !... Et cependant, dès la plus haute antiquité, la transmission de la goutte par la voie générative a été admise. Dans leur définition de cette terrible maladie, Boerhaave et Cullen font mention de ce caractère important; Scudamore prétend que sur 113 cas de goutte bien constatée, il en a trouvé 55 sur lesquels l'influence de l'hérédité ne pouvait pas être le moins du monde contestée.

L'homme étant essentiellement modifiable et perfectible par lui-même, la transmission ne s'effectue pas d'une manière fatale. « Nous pouvons, dit le professeur Trousseau (1), à force d'efforts parvenir à l'amélioration de notre organisation, et perpétuer chez nos descendants des qualités physiques acquises; nous pouvons également dégénérer et léguer à notre race le cachet indélébile de notre propre déchéance. Ce qu'il faut bien savoir, c'est qu'il n'y a rien d'absolu quant à la goutte, et que la filiation diathésique ne s'établit pas en vertu d'une loi mathématique. La prédisposition héréditaire exige d'ailleurs, pour se faire sentir, l'action déterminante de quelques-unes des causes qui ont amené la maladie chez les parents. Or, ne peut-on pas prévenir cette influence et se soustraire par une hygiène appropriée à l'ensemble de ces circonstances étiologiques ?

» Les anciens disaient : *Si a podagra liberari cupis, aut pauper sis oportet, aut ut pauper vivas.* Cela n'est pas rigoureusement exact, mais enfin les occupations sédentaires, le manque d'exercice musculaire et les plaisirs de la table sont des causes d'une extrême fréquence. Du reste l'opinion scientifique la mieux établie sur la goutte, celle qui, dans l'état actuel de nos connaissances, permet de se rendre le compte le plus rigoureux des faits observés, consiste à admettre que c'est une maladie qui sévit de préférence sur les individus qui ne se livrent pas à un exercice corporel suffisant, à un travail physique eu égard à leur conformation héréditaire ou acquise. Il en résulte que les aliments ingérés ne se trouvent pas, soit par leur qualité, soit par leur quantité, dans un rapport convenable avec les dépenses

(1) *Leçons sur la goutte*, recueillies, rédigées et publiées dans la *Gazette des hôpitaux*, par M. Legrand du Saulle, 1861.

habituelles de l'organisme. Les aliments alors, après s'être assimilés, ne servent plus seulement à l'entretien de l'économie, à la réparation des forces, au maintien de la santé ; et en se désassimilant, ils ne sont plus successivement éliminés par les divers émonctoires. Il en reste une certaine proportion dans le sang, et un composé chimique peu soluble, l'acide urique, se forme et s'accumule peu à peu. De là aux manifestations goutteuses et graveleuses il n'y a pas loin.

» Il faut donc rester bien convaincu que toutes les causes auxquelles on peut véritablement rapporter la formation de l'état goutteux, sont précisément celles qui peuvent rendre imparfaite l'oxydation des matériaux nutritifs ou empêcher l'élimination de leurs résidus. L'analyse prouve que le sang des goutteux contient une proportion d'acide urique plus grande qu'à l'état normal, 50 centigrammes par kilogramme environ. Comme il y a approximativement chez chaque individu 5 kilogrammes de sang en moyenne, il s'ensuit que l'excès d'acide urique, dont je parle, ne s'élève pas au delà de 2 grammes 50 centigrammes. Les concrétions tophacées sont composées d'urates ; les calculs et les pierres que l'on rencontre dans la vessie, en faisant des autopsies de goutteux, les graviers et les dépôts sédimenteux ont toujours pour base première l'acide urique, mais dans des proportions diverses, il est vrai. »

L'homme qui aime et recherche la bonne chère n'a pas besoin pour arriver à avoir la goutte, de lester tous les jours son estomac avec une nourriture très copieuse; il lui suffit de prendre ordinairement quelques aliments succulents, renfermant sous un très petit volume, une forte proportion de matériaux nutritifs et très peu de substances réfractaires à la digestion. L'homme, au contraire, qui ne fait usage que d'aliments grossiers et peu réparateurs, mais qui mange beaucoup, qui est doué d'un appétit vorace, finit par arriver identiquement au même résultat ; ce qui explique pourquoi la goutte se rencontre chez l'homme riche et chez le paysan : l'un mange des mets savoureux et délicats ; l'autre mange voracement, gloutonnement. Si l'on admet un homme mangeant beaucoup et engloutissant des mets trop succulents, la goutte arrivera inévitablement, et l'effet sera doublement produit.

Me voici venu au point essentiel, à la thérapeutique de la

goutte. Que n'a-t-on pas écrit sur ce sujet? Que de médicaments n'a-t-on pas vantés? Combien n'en vante-t-on pas encore de nos jours? Et cependant est-ce bien prudent, est-ce bien rationnel?

J'ai vu un certain nombre de goutteux, j'en ai soigné de tous les âges, et j'ai acquis l'intime et profonde conviction que ce qu'il y avait de mieux à faire chez un homme jeune, aux prises avec une attaque violente de goutte aiguë, c'était de ne rien faire du tout, de surveiller, d'attendre.... Mais, me dira-t-on, les souffrances sont atroces, épouvantables. Le désespoir s'emparera de l'esprit du malade, etc. D'accord. S'il en est ainsi, on prescrit une médication tout à fait innocente, inerte, et on laissera l'accès suivre son cours.... Pourquoi donc mettez-vous de côté le *colchique*, ce remède héroïque, me criera-t-on de toutes parts? Quoi, vous laissez souffrir vos malades bénévolement, de gaieté de cœur, quand vous pourriez les soulager, abréger leurs souffrances, les guérir même, c'est barbare, inhumain, et nous ne comprenons rien à une pareille conduite!... Je vous arrête et je me défends.

Le *colchique* a été employé de temps immémorial dans le traitement de la goutte, sous des noms différents : il a *toujours* fait partie de la plupart des remèdes secrets vantés contre cette douloureuse affection; aussi a-t-on pu observer ses effets et étudier les guérisons auxquelles il donne lieu. Le *colchique* soulage en effet très souvent et enraye même les accès de goutte, qu'il soit administré sous forme de teintures ou de liqueurs, d'élixirs, de sirops, de pilules, etc., etc.; mais ce résultat merveilleux ne s'obtient qu'aux dépens des voies digestives, violemment, très violemment même éprouvées par la médication.

Mais ce n'est pas là le seul reproche que j'adresse au *colchique*; je l'accuse de supprimer les accès pour les faire naître ensuite plus fréquents et plus douloureux que *jamais*; et comme ce médicament produit des troubles sérieux dans le tube digestif, il est évident que la triste puissance dont il jouit amènera dans un temps donné des accidents mortels. Est-ce là guérir la goutte? Je laisse à mes contradicteurs le soin de répondre.

Est-ce à dire qu'il faille condamner *toujours* le colchique? Non. Becquerel, de regrettable mémoire, a laissé une excellente formule que voici :

Sulfate de quinine.............	15	décigrammes.
Extrait de digitale..............	2	—
Semences de colchique....	5	—

Pour 10 pilules.

En prendre une à trois, pendant plusieurs jours de suite, dans les cas de goutte chronique, de goutte atonique.

Le *quinquina*, que l'on doit proscrire comme tous les autres médicaments dans le traitement de la goutte aiguë irrégulière, trouvera son emploi quand cette affection est devenue vague et viscérale, et qu'elle est caractérisée par de l'asthme, des dyspepsies, des troubles divers du côté de la respiration, de la circulation, de l'innervation.

Dans les cas de *goutte viscérale*, il faut mettre tout en œuvre pour rappeler la goutte du côté des articulations : ce qui n'est pas toujours chose facile.

Je viens de dire un mot du *colchique* et du *quinquina*, mais ce ne sont pas là les seuls antigoutteux connus. Tous les grands moyens perturbateurs, tels que la *saignée*, les *purgatifs*, et surtout les *purgatifs drastiques*, la *coloquinte* entre autres, ont été mis en usage et ont eu quelques succès ; mais à côté de ces succès il faut voir les revers, et certes ils sont des plus nombreux.

Les *alcalins* ont aussi été très préconisés dans le traitement de la goutte, je dirai dans un instant ce que j'en pense.

Je recommande essentiellement de se méfier des topiques que l'on a tant prônés dans le traitement de la goutte ; ils peuvent amener des répercussions, des rétrocessions mortelles.

Avec Sydenham et MM. Trousseau, Legrand du Saulle et Galtier Boissière, je crois donc qu'il faut se garder de soigner la goutte aiguë. Dès que l'accès est passé, il faut, à l'aide des *fumigations de tabac*, engourdir les parties qui ont été visitées par la goutte, les narcotiser, les stupéfier, afin d'empêcher le retour de cette douloureuse affection.

La question des eaux se trouve naturellement amenée ici, puisque je parle du traitement de la goutte.

Les goutteux abondent à Contrexéville et sont presque en aussi grand nombre que les graveleux (j'entends ici par goutteux des malades ayant eu un ou plusieurs accès de goutte). La plupart de ceux que j'y ai vus, étaient des malades que Vichy n'avait pas le moins du monde soulagés.... Ils étaient venus, confiants dans l'antique réputation de Contrexéville, demander soulagement à ses eaux; et bon nombre d'entre eux s'applaudissaient du choix qu'ils avaient fait.

Je pourrais citer ici un brasseur d'Alsace, jeune encore puisqu'il n'avait que trente-neuf ans, qui était réduit à marcher avec des béquilles lorsqu'il arriva aux eaux de Contrexéville. Sa physionomie respirait l'anxiété la plus grande; ses efforts pour faire quelques pas à l'aide de ses béquilles dénotaient une souffrance intolérable. Au bout de quelques jours, il y avait une métamorphose complète, une transformation que tous les buveurs ont pu constater.... Quelques verres d'eau avaient suffi pour faire taire les douleurs, pour faire cesser l'embarras et la gêne que ce pauvre homme avait à se mouvoir. La gaieté et l'espérance, en rentrant dans son cœur, avaient donné à ses traits une expression de bonheur dont je garderai longtemps le souvenir.

Je pourrais encore relater l'observation d'un juge au tribunal de la Seine, perclus de douleurs, marchant avec peine dans le parc, appuyé d'une part sur le bras de son valet de chambre et de l'autre sur sa canne. Je l'ai rencontré, quelques jours après son arrivée à Contrexéville, cheminant lestement sur les routes et faisant des promenades de plusieurs kilomètres sans peine et sans souffrance. Son domestique n'en revenait pas et croyait à un miracle. Le vieux juge lui-même, avec lequel j'ai plusieurs fois causé longuement, était émerveillé et vantait à outrance les effets admirables des eaux de Contrexéville dans la goutte.

Devrais-je aussi parler de quelques vénérables ecclésiastiques, arrivant à cette station d'eau minérale avec des sabots et ne pouvant mettre d'autres chaussures, tant leurs orteils étaient gonflés et douloureux? Au bout de quelques jours, ils allaient et venaient comme les plus intrépides marcheurs, et faisaient des promenades réellement fort longues, eux qui auparavant pouvaient à peine mettre un pied l'un devant l'autre.

Ce que j'écris en ce moment ne doit être interprété que d'une manière scientifique et n'est pas l'effet d'un enthousiasme de circonstance. Mon opinion ne peut, par conséquent, donner lieu à aucune supposition fâcheuse. Car loin de moi la pensée d'une impudente exagération laudative; je dis ce que j'ai observé, et je le dis avec une bonne foi et une sincérité que personne ne saurait suspecter. Évidemment, j'ai vu et rencontré des goutteux qui n'avaient pas retiré des eaux de Contrexéville tout ce qu'ils en attendaient. Évidemment, j'ai causé avec des hommes qui étaient désillusionnés, parce qu'ils n'avaient pas éprouvé plus de soulagement, plus de bien-être à Contrexéville qu'à Vichy !...

Mais il faut ici faire une confession entière et sans restriction ; j'ai demandé à ces hommes, jeunes pour la plupart, quel était leur régime ordinaire, quelles étaient leurs habitudes, quel était leur genre de vie, et, à l'exception d'un seul (un négociant de Lyon, exemplaire sous tous les rapports), j'ai trouvé des malades qui étaient gros mangeurs, amis de la bonne chère, sablant avec bonheur le xérès, les meilleurs crus de Bourgogne et de Bordeaux, le champagne, etc., etc. ; se nourrissant de gibier, de truffes, se levant et se couchant tard, fréquentant le monde, courant les bals, les soirées, les concerts, les spectacles, s'exposant au froid, à l'humidité, etc., etc. ; en un mot, ne voulant rien sacrifier pour se mettre à l'abri des accidents et des souffrances auxquels ils sont en proie de temps en temps depuis de longues années. Ils se figuraient, *les innocents*, qu'il suffisait de venir à Contrexéville s'imposer, pour ainsi dire, un jeûne de vingt et un jours, pour être à jamais guéris.... et qu'ils pourraient ensuite reprendre impunément leurs fâcheuses et déplorables habitudes. Quelles amères déceptions ils récoltaient !... A plusieurs d'entre eux qui me faisaient leurs douloureuses confidences, j'ai retracé la vie sobre et austère à laquelle ils devaient désormais se condamner s'ils voulaient éviter le retour de leurs terribles accès de goutte ; et tous, sans exception, tout en faisant un sombre tableau de leurs maux, aimaient encore mieux souffrir que de se priver. Est-il alors étonnant que les eaux ne soient pas efficaces ? Est-il étonnant qu'elles n'apportent pas, non-seulement la guérison, mais encore le soulagement, puisque ceux qui viennent s'y soumettre pendant une saison ne veulent pas entendre parler de prophylaxie ?

On raconte à Contrexéville et l'on cite même des noms propres, qu'un groupe de viveurs parisiens goutteux arriva dans ce village pour faire une saison. Les personnes qui composaient cette petite société durent se soumettre à regret au régime de la table d'hôte... Elles partirent au bout de vingt et un jours, se promettant bien de se dédommager des rudes privations gastronomiques auxquelles elles avaient été soumises pendant cette période de temps. Elles commandèrent donc à Chaumont (Haute-Marne), un splendide et succulent dîner pour fêter le jour de leur départ de Contrexéville. Elles firent tant d'excès que l'une d'elles fut prise incontinent, en sortant de table, d'un si violent accès de goutte, qu'elle ne put rentrer à Paris avec ses compagnons de voyage, et qu'elle fut obligée d'attendre que sa crise fût passée.

J'ai vu, à Tours, un assez grand nombre de goutteux qui avaient fréquenté assidûment Vichy depuis plusieurs années, et qui se plaignaient de n'avoir pas éprouvé le moindre soulagement de l'usage de ces eaux, quoiqu'ils fissent la plus grande attention à leur régime et qu'ils se montrassent excessivement sévères sur la prophylaxie.

J'ai rencontré d'autres goutteux qui avaient été, pendant trois ou quatre ans, les hôtes assidus de Contrexéville, et qui n'avaient qu'à s'en louer ; ils avaient évité tout excès, tout écart de régime... Ils se montraient satisfaits... N'y a-t-il pas là un certain enseignement, et sans vouloir généraliser, ne peut-on pas entrevoir que, toutes choses égales d'ailleurs, Contrexéville pourrait bien l'emporter sur Vichy dans la prophylaxie de la goutte ? Je ne résous pas la question, je raconte seulement ce que j'ai vu; et mes observations sont en accord parfait avec celles de l'éminent professeur de la Faculté de médecine de Paris, M. Trousseau, qui s'élève avec force contre l'abus des alcalins en général, et des eaux de Vichy en particulier, dans le traitement de la goutte.

Je lui laisse encore une fois la parole (1) : « Vous savez jusqu'à quelle frénésie, dit-il, on a poussé dans ces derniers temps l'emploi des eaux minérales de Vals, de Vichy et de Carlsbad. Mon opinion est qu'il n'existe pas dans le monde une médication plus dangereuse que celle-là. J'ai certainement vu, pour ma part, plus de cinq cents goutteux ayant été à Vichy, et s'en étant horriblement trouvés, et je ne sais pas en revanche si mes souvenirs me retraceraient quelques cas isolés d'amélioration réelle. Les eaux, si fortement alcalines, sont inconsidérément prescrites par les médecins, et elles sont sottement prises par les malades : le péril qui en résulte est trop souvent irrémédiable. M. Pru-

(1) *Loc. cit.* p. 22.

nelle, qui a longtemps exercé la médecine à Vichy et avec un grand succès, a été le premier à signaler les déplorables conséquences du traitement de la goutte par les alcalins *intus et extra*. Adressez-vous, au contraire, à des eaux faiblement minéralisées, comme celles de Pougues, de Contrexéville, de Plombières, de Spa, de Wiesbaden, et non-seulement vous ne verrez jamais survenir d'accidents, mais vous constaterez, dans la grande majorité des cas, un sensible amendement. Lorsque la gravelle est liée à la goutte, Contrexéville et Pougues vous donneront même des résultats thérapeutiques d'une grande valeur.

» Le médecin actuellement le plus occupé de Vichy, pense, il est vrai, que les eaux de ces thermes célèbres sont utiles aux goutteux, mais dans une mesure très restreinte, et c'est ainsi qu'il n'en conseille jamais l'usage pendant plus de dix ou douze jours de suite. La saturation alcaline lui apparaît effectivement comme une expression phénoménale d'une très haute gravité, et capable de tuer en provoquant inopinément l'apparition d'une goutte atonique et viscérale. Que d'exemples semblables n'a-t-il pas vus ! »

Un médecin de Vichy a réclamé contre les assertions de M. le professeur Trousseau; mais il n'en est pas moins vrai que la vérité semble être du côté du célèbre clinicien. Ce que j'ai observé et ce que d'autres médecins ont vu aussi bien et même mieux que moi à Contrexéville, serait de nature à le démontrer.

Ainsi donc, aux goutteux, je dirai : Défiez-vous de Vichy et allez sans crainte à Contrexéville... Mais que le régime austère que vous vous imposiez en fréquentant Vichy, ne soit pas par vous délaissé si vous vous dirigez sur Contrexéville. Le régime sévère, un exercice modéré, sont les plus puissants auxiliaires des eaux ; ne l'oubliez jamais. Sans ces auxiliaires, les eaux sont inefficaces souvent, et parfois même elles sont nuisibles.

Que font les goutteux à Contrexéville ? Presque tous font invariablement la même chose; ils boivent quelques demi-verres d'eau minérale de quart d'heure en quart d'heure, absolument comme les graveleux. Quelques-uns, désireux d'obtenir de bons résultats, boivent franchement leurs dix ou douze grands verres d'eau ; mais c'est tout, et vous ne verrez qu'exceptionnellement, très exceptionnellement même, un goutteux se baigner à Contrexéville; et quand il se baigne, on peut même affirmer qu'il est en même temps graveleux. Il y a, comme on le sait, beaucoup de goutteux qui sont en même temps tourmentés par la gravelle, et il ne peut en être autrement lorsqu'on réfléchit que la manifestation de ces deux maladies tient absolument aux mêmes causes. Érasme n'écrivait-il pas à l'un de ses amis : « *J'ai » la néphrétique, et tu as la goutte, nous avons épousé les deux » sœurs ?* »

Les bains seraient-ils donc nuisibles dans la goutte ? Non, certes ! Seulement il est nécessaire de savoir comment les prendre ou comment les faire administrer.

Un goutteux, en dehors de ses accès bien entendu, que l'on veut soumettre aux bains, en général, et aux bains d'eau minérale de Contrexéville, en particulier, doit se bien pénétrer des recommandations suivantes, et s'en faire l'esclave :

1° Il ne devra séjourner dans son bain à 28 ou 30 degrés centigrades que pendant quinze à vingt-cinq minutes au plus.

2° Il se fera essuyer rapidement, en sortant du bain, avec des linges rudes, secs et chauds.

3° Si la température est froide, il sera placé nu sur un lit entre deux couvertures de laine, et on lui fera sur toutes les parties du corps d'énergiques frictions.

4° Il s'habillera ensuite promptement et ira faire une longue promenade soit à pied, soit à cheval.

Un bain d'une aussi courte durée suivi de ces frictions vigoureuses et d'un exercice violent communique, dit M. le docteur Legrand du Saulle, « une activité plus grande, une énergie plus accentuée aux diverses fonctions de la surface cutanée, accélère et augmente les excrétions, et place le goutteux dans des conditions relativement excellentes. » Si, au contraire, les malades prennent un bain prolongé, se vêtissent lentement et rentrent dans leur appartement, ils suivent une médication qui peut n'être pas exempte de périls, mais qui ne justifie pas, dans tous les cas, une abstention aussi radicale.

Me pardonnera-t-on cette longue dissertation sur la goutte ? J'espère qu'en raison de l'importance et de la gravité du sujet, je trouverai grâce auprès de mes lecteurs et qu'ils ne se montreront pas trop hostiles aux opinions et aux idées que j'ai émises, et qui sont, du reste, empruntées aux leçons faites par M. le professeur Trousseau, recueillies, rédigées et publiées par M. le docteur Legrand du Saulle dans la *Gazette des hôpitaux.*

CHAPITRE VIII.

DU CATARRHE DE LA VESSIE.

On rencontre à Contrexéville un certain nombre de malades atteints de catarrhe de la vessie, et presque tous ceux auxquels j'ai eu occasion de parler m'ont avoué s'être parfaitement trouvés de la fréquentation de cette station minérale. Leur opinion est, du reste, d'accord avec celle qui a été émise par la plupart des auteurs qui se sont occupés du traitement de cette terrible affection et en particulier par M. le docteur Phillips.

M. le docteur Armand Rotureau dit (1) « que : dans les catarrhes de la vessie il est bien rare que les eaux minérales de Contrexéville n'arrivent pas à déterminer une guérison complète. Il est probable que les nombreux malades délivrés à ces sources d'une affection toujours si tenace ont contribué surtout à la réputation incontestable de ces eaux. »

M. le docteur Legrand du Saulle, dont j'aime à invoquer le témoignage si compétent, et auquel j'ai très récemment demandé quelques renseignements à ce sujet, m'a déclaré que, sur les 986 buveurs auxquels il avait eu jusqu'à ce jour l'honneur de donner des soins à Contrexéville (années 1857, 1858, 1859, 1860, 1861 et 1862), 131 étaient affectés de catarrhe vésical, mais il n'a pu me donner des renseignements positifs que sur 59, ayant perdu tous les autres de vue.

Voici comment il établissait les résultats de ces cinquante-neuf cas.

Complétement guéris.	14
Très améliorés	13
Sensiblement améliorés.	11
Total.	38

(1) *Des eaux minérales de France*, p. 109.

A reporter................	38
Légèrement améliorés..............	7
Sans aucune amélioration...........	9
Morts..........................	5
Total................	59

Qu'est-ce que le catarrhe de la vessie? Ce n'est autre chose qu'une cystite chronique, c'est-à-dire une affection caractérisée principalement par une sécrétion abondante et anormale de mucus, que doit, dans l'état sain, sécréter en petite quantité la membrane muqueuse qui tapisse la vessie.

Les causes en sont très nombreuses et variées. L'humidité atmosphérique, les pays bas et humides, une alimentation trop azotée, l'abus des liqueurs fermentescibles ou alcoolisées, sont des causes connues de tout le monde. Il faut nommer aussi une condition qui certainement favorise beaucoup les autres prédispositions au catarrhe de la vessie, si même on ne peut pas la considérer comme une cause, c'est l'*immobilité dans la station assise*. Sous ce rapport les tailleurs, les cordonniers, les hommes de lettres, les savants, sont souvent victimes de cette affection, et l'on peut encore expliquer chez les savants et les littérateurs sa plus grande fréquence par la contention d'esprit qu'exigent leurs travaux, contention qui les rend quelquefois insensibles aux plus pressants besoins. En effet, j'ai rencontré à Contrexéville plusieurs médecins, plusieurs auteurs et plusieurs membres de l'Institut de France atteints de cette triste affection.

Quoique le catarrhe de la vessie appartienne surtout à la vieillesse, on le rencontre cependant chez les individus de tous les âges, chez les hommes comme chez les femmes.

Les causes plus prochaines qui peuvent donner lieu au catarrhe vésical sont les changements brusques de température du chaud au froid. J'ai eu l'occasion de faire la connaissance intime, à Contrexéville, d'un jeune chef d'escadron qui avait été pris d'un affreux catarrhe de vessie en sortant d'un bal où il avait beaucoup dansé. Il se montrait excessivement inquiet sur l'issue de cette affection qui l'empêchait de monter à cheval et menaçait d'interrompre sa carrière militaire, que l'on peut à bon droit regarder comme devant être des plus brillantes. Les eaux de Contrexéville en boisson, les douches froides au périnée amenèrent en vingt et un jours un amendement tellement notable que le malade se regardait comme guéri. Telle était, du reste, aussi l'opinion de son médecin.

L'usage immodéré des boissons diurétiques, d'injections irritantes dans les voies urinaires et souvent les excès vénériens donnent lieu au catarrhe de la vessie.

Il faut reconnaître aussi que toutes les fois que par une cause quelconque (engorgement de la prostate ou irritation du col de la vessie), la vessie ne peut se vider entièrement, le séjour forcé de l'urine dans l'organe peut déterminer la production du catarrhe vésical.

Les calculs vésicaux sont une cause très fréquente du catarrhe de la vessie, aussi le premier soin du malade est-il, en général, de se faire sonder. Si l'exploration permet de constater la présence d'une pierre, le traitement est connu d'avance, et plus l'opération sera faite de bonne heure, et plus elle aura de chances de succès; s'il n'existe, au contraire, aucun corps étranger dans la vessie, et si l'urèthre n'est point affecté de rétrécissement, le malade peut avoir toute confiance, car une seule saison à Contrexéville suffira pour le débarrasser.

Les symptômes du catarrhe de la vessie sont locaux et généraux.

Les phénomènes locaux sont d'un immense intérêt, surtout ceux qui sont fournis par les urines. Becquerel s'exprime ainsi (1) : « Le catarrhe vésical est peut-être une des maladies dans lesquelles j'ai examiné le plus d'urines, et ici je les ai trouvées le plus souvent présentant une modification semblable.

» Voici ces modifications :

» Quantité d'urine variable, s'éloignant en général peu de la quantité normale ;

» Densité très variable en raison des quantités d'eau différentes que peut contenir ce liquide ;

» Couleur pâle, et que l'on ne peut bien constater qu'en filtrant l'urine;

» Alcalinité, odeur urineuse et ammoniacale.

» La transparence est troublée par une couche de mucus dont la quantité et la qualité varient.

» En général abondant, je l'ai vu dans quelques cas parfaite-

(1) *Sémiotique des urines*, p. 424.

ment transparent; c'est ce qui est le plus rare. Le plus souvent, au contraire, le mucus est louche, semi-opaque; le microscope y fait découvrir constamment des globules muqueux ou purulents; l'urine est beaucoup plus visqueuse qu'à l'ordinaire. Cela est dû à la réaction du sous-carbonate d'ammoniaque sur le mucus ou sur le pus. Il en résulte une espèce de savon qui donne à l'urine ce nouveau caractère.

» La transparence de l'urine est encore fréquemment troublée par les précipités qui constituent les sédiments des urines alcalines, c'est-à-dire phosphate de chaux, sous-carbonates de chaux et de magnésie, phosphate ammoniaco-magnésien.

» Dans de telles urines, le plus souvent une petite quantité d'albumine; mais cela n'est pas constant.

» L'éther y démontre une augmentation de la matière grasse.

» L'urée est notablement diminuée : c'est de sa conversion en sous-carbonate d'ammoniaque que résultent l'alcalinité de l'urine et ses altérations secondaires.

» Du reste, dans le cas de catarrhe vésical, l'urine tient toujours en dissolution une certaine quantité de sous-carbonate d'ammoniaque, qui provient de la décomposition de l'urée. On le prouve en y versant un acide un peu énergique; il en résulte une vive effervescence et dégagement d'acide carbonique. »

Il y a, en outre, des symptômes fournis par la vessie : ce sont des douleurs plus ou moins vives dans la région de la vessie, qui souvent s'étendent jusqu'au gland ; chaleur intense, tension de l'hypogastre, rétention des urines, pesanteur au périnée, etc.

Les symptômes généraux varient suivant que le catarrhe de la vessie est aigu ou chronique. Dans la forme aiguë, il y a toujours fièvre plus ou moins intense, trouble des voies digestives. Mais ici, je n'ai guère à m'occuper que du catarrhe chronique.

Dans le catarrhe vésical chronique, il y a rarement de la réaction fébrile. On observe un affaiblissement graduel, une sorte d'épuisement des malades, par suite de l'excrétion abondante de mucosités catarrhales ou purulentes. Les urines sont souvent rendues difficilement et quelquefois avec douleur.

Il y a parfois rétention d'urine.

La marche de cette affection est généralement lente.

La durée varie de plusieurs mois à plusieurs années. Chez

quelques individus même, le catarrhe vésical chronique ne cesse qu'avec la vie; alors la vessie a subi des modifications profondes. La muqueuse est alors le plus ordinairement très épaissie; elle offre aussi plusieurs autres altérations (induration, ramollissement, ulcération, etc., etc.) sur lesquelles je n'ai pas besoin d'insister ici.

De tout ce que je viens de dire, il résulte que le catarrhe vésical est une maladie grave, puisque à l'état aigu il peut amener la mort, et puisque, en passant à l'état chronique, il peut se prolonger pendant plusieurs années, et même tourmenter jusqu'à la dernière heure l'individu qu'il affecte, après l'avoir jeté dans le marasme le plus affreux.

Le traitement du catarrhe vésical est le point fondamental et, par conséquent, il mérite que je lui consacre quelques lignes.

Que n'a-t-on pas fait pour triompher du catarrhe de la vessie?

Les *antiphlogistiques* ont été mis en usage pour combattre cette affection à l'état aigu et ils ont donné de bons résultats. Mais cette médication énergique doit être maniée avec prudence et proportionnée à la vigueur des sujets. Les saignées générales et locales sont tour à tour mises en jeu, mais on a surtout raison d'insister sur les applications de sangsues dans la région de la vessie. Les bains généraux, les bains de siége, les cataplasmes, les fomentations, les tisanes émollientes, sont conseillés comme adjuvants, comme auxiliaires de cette forme de traitement.

Le catarrhe chronique ne s'accommode pas des émissions sanguines, à moins qu'il n'y ait de ces exacerbations que font surgir, soit des causes accidentelles, soit la série des moyens curatifs mis en œuvre.

Les *révulsifs cutanés* (cautères, moxas, vésicatoires, frictions irritantes, etc.) ont eu leur vogue méritée; cependant je dois dire que les vésicatoires on paru quelquefois aggraver la maladie en amenant une cystite cantharidienne.

On doit recourir avec efficacité aux *révulsifs intestinaux* (doux purgatifs), lorsque les voies digestives sont en bon état.

Les *narcotiques* et les *stupéfiants* sont très utiles dans la maladie qui nous occupe, mais leur rôle doit se borner à être des moyens palliatifs bons à mettre en usage quand l'élément douleur prédomine. L'opium, la belladone, la jusquiame, la ciguë, etc., ont eu tour à tour des succès.

Les *balsamiques* (baume de copahu, térébenthine de Venise, etc.) ont joui d'une grande faveur, et Dupuytren n'a pas peu contribué à faire leur réputation, quoique cependant il ait admis qu'ils ne procuraient pas toujours une guérison complète.

Les *toniques* et les *astringents* ont eu leurs prôneurs.

Les excitants ne sont pas sans importance, et c'est à ce titre que les eaux de Contrexéville sont très justement réputées dans le traitement du catarrhe vésical. Comment agissent les eaux? En ramenant la contractilité de la vessie qui est si souvent affaiblie dans cette maladie. Les malades affectés de catarrhe de vessie qui se rendent à Contrexéville sont déjà affaiblis et débilités; ils trouveront dans l'usage des eaux une excitation, une tonicité qu'ils étaient loin de soupçonner. Dans tous les cas, je les engage très sérieusement à prendre avis de leur médecin et à suivre religieusement ses prescriptions, c'est-à-dire de boire la quantité d'eau qu'il leur ordonnera, des demi-verres en général, au nombre de cinq à six pour les personnes avancées en âge et dont l'état est délabré; de grands verres, au nombre de dix à douze, pour des sujets plus jeunes.

Les douches froides, c'est-à-dire à 11 degrés centigrades, reçues pendant un quart d'heure sur la région périnéale, sont de très précieux adjuvants, pour les hommes forts, vigoureux et jennes.

Les douches tièdes à 25 degrés centigrades conviennent aux personnes plus âgées, mais non complétement débilitées.

Quelques grands bains d'eau minérale à 30 degrés, prolongés seulement pendant vingt à trente minutes, pourraient être conseillés à des hommes affaiblis et fatigués par les souffrances et la sécrétion abondante de muco-pus.

J'ai vu quelques métamorphoses complètes à la suite de ce traitement suivi pendant une ou deux saisons à Contrexéville. Est-ce à dire pour cela que les eaux guériront tous les catarrhes de vessie? Non, la statistique du docteur Legrand du Saulle nous l'apprend.

Les *injections* dans la vessie sont une médication bien puissante dans le catarrhe vésical, et j'ai lieu de m'étonner qu'à

Contrexéville on fasse peu d'injections d'eau minérale tiède dans la vessie des malades auxquels on ne pourrait administrer la douche ou donner des bains. Je suis convaincu que ce moyen procurerait des effets excellents, si j'en juge par ce que j'ai observé dans ma pratique particulière. J'ai essayé chez deux malades atteints de catarrhe chronique de la vessie, M. D..., négociant, âgé de cinquante-huit ans, et M. de F..., âgé de soixante-trois ans, rentier, des injections d'eau minérale de Contrexéville tiède, tandis que je leur faisais ingérer tous les matins une bouteille de cette eau. Tous les deux n'ont eu qu'à se louer de ce traitement, et ils se promettent bien d'aller, cette année, faire une saison de vingt et un jours à Contrexéville, afin de se mettre à même d'obtenir une guérison définitive, que j'entrevois et que je leur promets presque.

On pourrait même, à mon avis, faire des irrigations d'eau minérale tiède dans la vessie, en se servant d'une sonde à double courant : et peut-être les malades en éprouveraient-ils encore un plus grand bénéfice.

Est-il besoin de dire, en terminant ce chapitre, que le *régime* est un des premiers éléments de succès dans la cure du catarrhe vésical?

Les malades se nourriront d'aliments doux et légers, et cependant substantiels. Ils prendront pour boisson du vin généreux (bordeaux ou bourgogne) étendu d'eau.

Ils porteront de la flanelle sur la peau, feront des frictions sèches sur tout le corps, prendront un exercice modéré, éviteront la fatigue, les émotions morales, le froid humide, etc.

Pendant un certain nombre d'années ils prendront, du mois de juin au mois de septembre, le chemin de Contrexéville; et je puis leur affirmer que s'ils sont dociles aux instructions qui leur seront données, beaucoup d'entre eux en éprouveront un notable soulagement. Quelques-uns seront radicalement guéris.

CHAPITRE IX.

MALADIES DE LA PROSTATE. — RÉTRÉCISSEMENTS DE L'URÈTHRE. — HÉMATURIES.

On trouve à Contrexéville des malades atteints d'engorgements de la prostate et de rétrécissement de l'urèthre. M. le docteur Phillips, qui a apprécié les bons effets de la même médication que celle que je viens d'indiquer pour le catarrhe chronique de la vessie, envoie ces cas spéciaux à ces eaux minérales.

Je n'ai à ce sujet que des renseignements vagues et peu précis. Il faudrait pour se faire une idée exacte de ces affections, explorer les organes malades avant et après la cure; c'est ce que je n'ai pas été à même de faire. Il faudrait que les médecins attachés aux eaux de Contrexéville voulussent bien spécifier ce qu'ils entendent par engorgements de la prostate, car il y en a de plusieurs sortes. Je me suis souvent demandé, et sur les lieux et dans le silence du cabinet, si les douches ne devaient pas avoir pour effet d'augmenter, de fluxionner ces parties, au lieu d'en amener le dégonflement.

J'ai longuement causé, pendant plusieurs jours, à Contrexéville avec un de nos très honorables confrères, M. le docteur D..., membre correspondant de l'Institut de France et membre associé de l'Académie impériale de médecine de Paris, sur les engorgements prostatiques et sur leur traitement, et je me suis bien donné garde de lui faire part de mes doutes, car ce vénérable confrère, travailleur infatigable, était atteint, précisément à cause de ses travaux nombreux et de ses veilles prolongées, d'un engorgement considérable de la prostate, empêchant la miction complète et lui faisant pousser des cris aigus lorsqu'il voulait satisfaire l'envie d'uriner, envie qui se manifestait toutes les demi-heures environ. « Lorsque je veux uriner, et que je fais des efforts pour expulser quelques cuillerées à café d'urine, me disait-il, il me semble que j'accouche; ce sont les mêmes efforts, et j'oserais presque avancer que ce sont des douleurs aussi vives. » Je l'ai vu pendant huit ou dix jours boire de l'eau minérale, prendre quelques bains et quelque douches, et lorsque je suis parti, il n'en avait encore retiré aucun bénéfice.

J'ai causé avec d'autres jeunes hommes, qui n'étaient pas très malades encore, et chez lesquels l'engorgement prostatique n'avait pas pris de grandes proportions ; ils fréquentaient Contrexéville depuis plusieurs années pour se débarrasser de cette affection, et ils disaient que le médecin auquel ils s'étaient adressés, trouvait dans leur état une notable amélioration.

Contrexéville jouit d'une certaine réputation pour la cure des engorgements de la prostate : est-ce à tort, est-ce à raison ? Je ne saurais, quant à présent, l'affirmer ; peut-être me sera-t-il donné plus tard de le savoir et de me faire une opinion bien nette à ce sujet. Ce serait d'autant plus heureux que les moyens médicaux employés pour triompher de cette affection sont excessivement peu efficaces.

J'ai observé chez les quelques malades, jeunes ou vieux, affectés d'engorgement de la prostate, de la *frigidité*, et je me suis demandé si, quand l'atonie virile se présente chez des graveleux, elle ne tiendrait pas à un commencement de maladie de la prostate. Je serais d'autant plus tenté de me rattacher à cette manière de voir, que les malades affectés d'engorgement de la prostate que j'ai pu voir, n'étaient pas atteints de gravelle. C'est encore là un point obscur, et qu'il serait curieux d'élucider.

Quant aux rétrécissements de l'urèthre, je m'en réfère à ce que dit M. Armand Rotureau (1).

« Il faut signaler encore l'efficacité des eaux de Contrexéville dans les rétrécissements de l'urèthre... Dans tous les cas, où d'habiles opérateurs n'ont pu sonder des malades négligents arrivés à un point tel que le rétrécissement du canal est à sa dernière limite, les eaux, en vertu de leur tonicité et de la dilatation qui en est la suite, sont parvenues à rendre perméable un urèthre dont il était impossible de trouver la lumière, et ont permis de procéder à une dilatation qui semblait désespérée. »

M. le docteur Legrand du Saulle appuie cette opinion en disant qu'il a été témoin de faits très concluants.

J'ai connu à Contrexéville deux malades atteints d'hématuries formidables. L'un était un très grand personnage, M. le comte de R..., ministre d'État à Tunis, qui a succombé le 2 octobre

(1) *Loc. cit.*, p. 110.

1862 à Paris. L'un des deux médecins consultés par lui, à Contrexéville, avait été obligé, pour vaincre l'intolérance de l'estomac du malade, de lui faire boire l'eau minérale chauffée au bain-marie.

L'autre était un pauvre petit commerçant qui me paraissait bien malade, et qui, bien des fois, m'a entretenu de ses souffrances. Je l'écoutais avec complaisance, cela semblait lui faire du bien ; je le questionnais et tâchais de m'éclairer sur la nature de son mal. Il prenait de l'eau minérale en boisson, en recevait des douches froides et sur la région des reins, et sur le périnée. Que sera-t-il advenu de lui? Je crains bien qu'il n'ait succombé à l'heure où j'écris.

Les hémorrhagies des voies urinaires peuvent provenir, soit des reins, soit des uretères, soit de la vessie ou bien du canal de l'urèthre lui-même. Celle des deux malades dont je viens de dire quelques mots, me paraissait avoir sa source dans les reins, d'après l'ensemble des symptômes qui m'ont été racontés.

CHAPITRE X.

CONSTIPATION.

Il m'a été donné de rencontrer à Contrexéville quelques malades atteints d'une constipation rebelle et opiniâtre, que rien ne pouvait vaincre. Ils avaient beau ingérer le matin à jeun dix à douze verres d'eau minérale avec addition de 4 à 8 grammes de magnésie ; se livrer à un exercice modéré, se soumettre à un régime mixte (viandes blanches, légumes, fruits), la constipation résistait, et les eaux passaient seulement par les voies urinaires.

La source du Pavillon et du Quai ayant échoué, quelques-uns de ces malades ont essayé de l'eau de la source de la *Souveraine*. Ils en ont bu dix, douze et même quinze verres le matin à jeun, en se promenant dans le parc : et l'eau de la source de la *Souveraine* n'a pas plus soulagé que les deux autres sources.

J'ai surtout souvenance d'un jeune officier de marine, qui, outre l'ingestion de douze à quinze grands verres d'eau tous les matins, prenait tous les jours des douches ascendantes froides, pendant un laps de temps considérable, et presque sans obtenir d'effets sensibles. Après avoir fait une saison et demie, il est cependant parti avec un peu d'amélioration.

Un de nos confrères de Metz, M. le docteur R..., qui était également venu à Contrexéville pour tâcher de se débarrasser d'une constipation très pénible et très fatigante, essaya en vain, pendant huit ou dix jours, l'eau des sources du Pavillon et du Quai. N'en obtenant aucun effet avantageux, il y ajouta 4 à 8 grammes de magnésie tous les matins, le résultat ne fut pas plus satisfaisant. Je l'engageai alors, tout en causant avec lui, d'essayer de l'eau de la source de la *Souveraine.* Il exécuta ponctuellement ces conseils confraternels, mais sans aucun bénéfice, et il partit de Contrexéville sans grande amélioration. Il suivait cependant un régime des plus sévères; il ne buvait jamais que de l'eau, et quoique j'aie mentionné que je ne pouvais pas boire pure l'eau de Contrexéville, il m'a plusieurs fois affirmé ne pas la trouver trop mauvaise et trop désagréable à boire. Il mangeait des viandes blanches, des légumes, des fruits, mais en petite quantité. Sa santé générale était bonne, il ne se plaignait que de constipation, et il regrettait le temps qu'il avait perdu, puisqu'il n'avait pu trouver un grand amendement à son état de malaise.

Le marquis de H..., n'était jamais purgé par l'eau de Contrexéville, il était obligé d'y ajouter 4 à 8 grammes de magnésie lorsqu'il voulait obtenir une ou deux évacuations alvines. Il est vrai que ce malade était atteint de dyspepsie et ne prenait que des quantités relativement assez minimes d'eau (cinq à six quarts de verre le matin à jeun).

Je conseille à ceux qui peuvent fumer, de fumer un cigare le matin pendant qu'ils boivent leur eau minérale, c'est quelquefois un moyen de faciliter et la digestion de l'eau et les garderobes.

Il ne faut donc pas trop vanter Contrexéville dans les cas de constipation, car j'ai vu certains malades non habituellement constipés que l'eau minérale ne purgeait même pas; d'autres, il faut l'avouer, étaient superpurgés. Quant à moi qui vais régulièrement à la garderobe tous les jours, je n'ai jamais eu plus d'une ou deux exonérations intestinales quotidiennes, pendant tout le temps que je suis resté à cette station d'eau minérale.

CHAPITRE XI.

DES MALADIES DU FOIE.

Certaines personnes affectées de maladies du foie et principalement de calculs biliaires, vont souvent à Vichy demander une guérison qu'elles ne trouvent pas toujours, parce que les eaux de Vichy sont essentiellement débilitantes. Elles pourraient peut-être plus facilement recouvrer leur santé à Contrexéville qu'ailleurs. Je n'ai vu que deux personnes atteintes de calculs biliaires qui s'étaient adressées à ces eaux minérales, elles avaient eu des coliques hépatiques très graves peu de temps auparavant, et Vichy jusqu'alors avait été impuissant et avait même amené un commencement de détérioration dans la santé. Je suis parti de Contrexéville avant d'avoir appris quelle avait été, sur ces deux malades, l'influence des eaux minérales de cette station.

Mais, pour édifier mes lecteurs sur l'efficacité des eaux de Contrexéville dans ces maladies, je ferai encore à M. le docteur Legrand du Saulle, un emprunt dont ils me sauront gré, j'en suis sûr.

« Madame D..., dit cet honorable confrère (1), était sujette, depuis plusieurs années, à de formidables coliques hépatiques, et atteinte habituellement de la constipation la plus opiniâtre. Son mari, l'un des membres les plus distingués de l'Académie de médecine, l'avait conduite en 1859 à Vichy, et les crises ayant reparu dans l'hiver avec la même intensité que précédemment, il appela en consultation ses amis, MM. les docteurs Legroux et Barth. Ces savants confrères se prononcèrent en faveur de Contrexéville. Madame D... y arriva dans les derniers jours de mai 1860, et nous eûmes l'honneur de lui donner des soins.

(1) *Loc. cit.*, p. 57.

« Neuf jours après avoir commencé son traitement, madame D... qui n'avait point encore eu à Contrexéville une seule garderobe, fut prise d'une colique hépatique d'une moyenne intensité, en revenant de la source à neuf heures du matin. Je provoquai dans la nuit plusieurs exonérations intestinales, et le surlendemain matin, madame D... reprit l'usage de l'eau minérale. A partir de ce moment, la constipation céda un peu, et la malade passa l'année de 1860 à 1861 sans accidents. La nouvelle saison qu'elle vint faire en juin 1861 se passa très bien.

» J'arrive à la relation succincte d'un fait clinique qui s'est passé sous les yeux de tous les buveurs, et qui a eu un grand retentissement en 1858. Une jeune femme blonde et d'une beauté peu commune, madame d'A..., de Bar-sur-Aube, était très souffrante depuis cinq ans, et avait consulté à Paris plusieurs médecins réputés. On l'avait successivement envoyée à des eaux d'Allemagne, puis à Vichy, et enfin à l'établissement hydrothérapique de Bellevue. Son état maladif était très diversement apprécié, lorsqu'elle se décida à demander conseil à l'honorable M. Arnal, médecin (par quartier) de l'Empereur, qui lui tint à peu près ce langage : « Il me paraît très difficile de caractériser d'une manière nette la nature de vos souffrances; mais allez à Contrexéville, et sans nul doute, les eaux, — que j'ai de bonnes raisons pour connaître, — iront s'inscrire sur l'organe malade et détermineront une crise quelconque ou des phénomènes spéciaux qui ne laisseront plus de prise à l'erreur. » Madame d'A... se soumit à cette recherche de l'inconnu, et elle vint forcer la source du Pavillon à lui dévoiler le mystérieux secret de son état de langueur et de dépérissement.

» L'épreuve réussit : au bout de quelques jours, madame d'A.... fut en proie à une violente colique hépatique, et le lendemain elle laissait circuler de main en main, aux abords de la fontaine minérale, une boîte renfermant sa collection de calculs biliaires. Elle fit deux saisons et revint, *par reconnaissance*, en 1859 et en 1860, bien que jouissant d'une santé excellente. »

Encore un fait excessivement curieux emprunté à la même source, et je finis ce chapitre.

« Madame L... de G... vint en 1859 à Contrexéville avec sa fille, madame la marquise de Saint-A.... Cette dame, âgée de soixante-douze ans, portait dans le flanc droit une tumeur sur la nature de laquelle MM. Gendrin et Cruveilhier avaient différé d'opinion. Un piége très innocent me fut tendu à ma première visite : la malade se plaignit de son état de santé, me déclara qu'elle désirerait bien être fixée sur la nature de ses souffrances et me pria de l'examiner avec le plus grand soin. Je procédai à l'examen ; le foie était notablement augmenté de volume, son bord dépassait les fausses côtes et descendait jusqu'à l'ombilic. La surface, accessible à la palpation, était légèrement bosselée, rénitente et élastique. J'étais indécis, lorsqu'à deux reprises différentes, je perçus du frémissement hydatique. J'annonçai alors à madame L... de G... qu'elle était atteinte d'un kyste acéphalocystique du foie. Deux consultations me furent alors présentées. J'avais donné raison à M. Gendrin et tort à M. Cruveilhier. Or, d'après la malade, M. Gendrin s'était trompé. Fort de ma conviction, je ne voulus point discuter.

« Je prescrivis des doses relativement très faibles d'eau minérale, et néanmoins, le cinquième jour, le kyste se rompit tout à coup dans l'intestin, et entraîna consécutivement une diarrhée inquiétante. Appelé sur-le-champ, madame de Saint-A... me demanda la signification des nombreuses vésicules ou vessies aqueuses d'apparence si extraordinaire qui avaient été remarquées dans le vase de sa mère par la femme de chambre. Je reconnus de simples poches renfermant quelques échinocoques. M. le docteur Lenoir, chirurgien de l'hôpital Necker, — enlevé si prématurément à la science, — se trouvant à Contrexéville, fut, sur ma prière, appelé à vérifier le fait. Ce praticien éminent partagea entièrement ma manière de voir, et cependant je crois qu'un avis fut, à mon insu, demandé encore à M. Baud. Toujours est-il que madame L. de G..., après avoir passé près d'une semaine dans l'état le plus grave, se remit complétement, reprit de l'appétit et des forces, put faire de longues promenades, finit par digérer jusqu'à six ou sept verres d'eau minérale; que son foie reprit des dimensions normales, et qu'elle nous quitta très satisfaite de son séjour dans les Vosges. Ce cas constitue une grande exception, et dans les circonstances analogues, la mort est presque la règle. »

Il appartient aux médecins qui exercent à Contrexéville pendant la saison des eaux, d'examiner avec une persévérance soutenue le rôle que les eaux minérales peuvent jouer dans la curation des états morbides du foie et de ses annexes. C'est là un point fort important à élucider, et d'autant plus important que les eaux de Vichy étant loin d'être toujours souveraines dans ces affections, il serait excessivement heureux que Contrexéville pût donner aux malades et aux médecins des garanties sérieuses de ce côté.

J'appelle donc de nouvelles observations.

CHAPITRE XII.

LEUCORRHÉE ET MALADIES DE L'UTÉRUS.

Je ne sais rien de particulier sur ce sujet intéressant, les femmes se présentant en nombre très restreint aux eaux de Contrexéville. M. le docteur Legrand du Saulle n'avait pu lui-même, dans plusieurs années d'exercice dans cette station d'eau minérale, rassembler que douze cas de maladie de l'utérus ou de lésions diverses du côté de cet organe. Voici ce qu'il dit à ce sujet (1) : « Les améliorations extrêmement prononcées que je suis parvenu à déterminer chez plusieurs femmes, ont eu, je le suppose, leur raison d'être dans la simultanéité des moyens auxquels j'ai eu recours. Ainsi, je ne leur faisais boire le plus souvent que cinq ou six demi-verres d'eau minérale le matin, et trois autres demi-verres entre trois et quatre heures du soir ; mais j'insistais sur les injections et les lavements d'eau minérale, sur les bains de siége tièdes, frais, puis froids; sur les lotions, les douches en arrosoir, les bains à température progressivement décroissante, etc., etc. J'ai éprouvé des résistances, et la rigueur du traitement a quelquefois découragé les malades pendant les premiers jours, mais on m'a su gré après de mon manque absolu de concessions. Je m'applaudis donc d'avoir institué à Contrexéville cette variété d'hydrothérapie mitigée et de l'avoir

(1) *Loc. cit.*, p. 5 .

appliquée aux troubles divers de l'appareil générateur de la femme. »

M. le docteur Baud, alors qu'il était médecin inspecteur des eaux minérales de Contrexéville, a eu l'occasion assez souvent répétée de signaler l'heureuse influence de ces eaux sur les catarrhes vagino-utérins, sur les engorgements et sur les déplacements de la matrice, en même temps que sur l'ensemble des phénomènes morbides généraux qui compliquent ces diverses affections.

Je lui emprunterai (1) ici quelques faits par lesquels je terminerai ce travail.

« Une jeune fille de dix-huit ans, lymphatique, traitée précédemment pour une tumeur de l'ovaire droit, accompagnée de plusieurs engorgements lymphatiques superficiels et profonds de la région iliaque du même côté, et qui n'était que très incomplétement et très irrégulièrement menstruée, se débarrassa en une seule saison, faite en 1856, de ces engorgements, et acquit une régularité des fonctions cataméniales qui ne s'est pas démentie depuis.

» Une dame âgée de quarante ans, maigre et nerveuse, fille d'une mère hydropique et calculeuse, offrant elle-même cette complication et, en surplus, une antéversion utérine très accusée avec flux muqueux utéro-vaginal habituel et abondant, revint l'été dernier à peu près complétement guérie de cette multiple affection par une saison de nos eaux faite l'année précédente comme traitement auxiliaire.

» Plusieurs femmes jeunes et sanguines en général, envoyées ici pour cause de gravelle rouge, présentaient, en outre, un certain degré de déviation et d'engorgement utérins. Le traitement a été dirigé simultanément contre ces deux éléments morbides, et, je dois le dire, la guérison m'a paru dépendre bien plus de la réhabilitation fonctionnelle de l'utérus que de l'influence directe exercée sur les reins. Un certain nombre de ces femmes, stériles jusque-là, ont cessé de l'être, en même temps qu'elles cessaient de rendre des calculs. »

Il serait possible que l'eau minérale de Contrexéville ne fût pas encore connue et appréciée comme elle le mérite pour tout

(1) *Loc. cit.*, p. 114 et 115.

ce qui concerne la pathologie des organes génitaux de la femme : mais je n'ai à ma disposition pour l'affirmer que les quelques faits publiés par les auteurs que j'ai cités.

CONCLUSIONS.

Voilà le travail que je puis seulement aujourd'hui soumettre au jugement et à l'appréciation du public. Il n'est pas complet, il ne peut pas l'être.

Il soulèvera des réclamations, et je sais qu'on dira, qu'on prétendra que des dyspeptiques, des diabétiques, des albuminuriques et une foule d'autres malades atteints d'affections diverses sont venus chercher la guérison à Contrexéville et l'y ont trouvée. C'est possible; je ne nie pas. Mais je n'en regarderai pas moins ces eaux minérales comme seulement très efficaces dans la gravelle, dans la prophylaxie de la goutte, dans le catarrhe chronique de la vessie, etc.

Quant au reste, c'est-à-dire aux maladies de la prostate, aux rétrécissements de l'urèthre, aux hématuries, à la constipation, aux maladie du foie, aux maladies de l'appareil utérin, etc., etc., j'attendrai pour être convaincu que des faits nombreux consciencieusement observés m'aient été offerts, m'aient été présentés..., et pour arriver à ce résultat, il faudra des années et des années!... parce que les personnes atteintes de ces sortes d'affections ne fréquentent qu'exceptionnellement, très exceptionnellement même Contrexéville.

Je crois les eaux minérales en général, et celles de Contrexéville en particulier, d'autant plus efficaces qu'elles guérissent moins de maladies.

Les malades, en sortant de faire une saison à Contrexéville, ne devront jamais perdre de vue que l'influence des eaux se fait souvent sentir pendant deux ou trois mois. Ils ne devront pas non plus oublier que dévier du régime sévère qui leur a été tracé, c'est annihiler les effets de la saison qu'ils ont faite.

TABLE DES MATIÈRES

Paris. — Imprimerie de E. MARTINET, rue Mignon, 2.

www.ingramcontent.com/pod-product-compliance
Ingram Content Group UK Ltd.
Pitfield, Milton Keynes, MK11 3LW, UK
UKHW031052260726
13965UKWH00006B/1352